シュスラー ティッシュソルトで
体内ミネラルの
バランスを整える

ティッシュソルト（組織塩）を
健康と治療に活用する方法

トーマス・ファイヒティンガー
ズザーナ・ニーダン＝ファイヒティンガー 著
田口 郷子 監修
福原 美穂子 訳

なんとも楽しい世界

　自然界は虚空、宇宙、地球、自然環境、地域社会、人間、臓器、細胞、遺伝子、分子、原子、素粒子といった階層からなります。

　各階層は"場"を形成し、上の階層は下の階層を超えて含むという関係を保ちながら、階層としての秩序を維持し、全体として生命(いのち)を生きています。

　さて、ここで原子という階層に目を向けてみましょう。人体は水素、酸素、炭素、窒素の4原子でなんと98.8パーセントを占め、残りを微量のカルシウム、燐、硫黄、カリウム、塩素、ナトリウムが占めています。微量とはいえ、一部の微量元素は生命現象の維持に不可欠の役割を果たしています。

　一方、宇宙はというと、水素とヘリウムで99.9パーセントを占め、あとは微量元素で、一部の微量元素は生態系に不可欠の役割を果たしています。

　宇宙の原子場のなかの人体の原子場、その振舞(ふるまい)をもって生命というものを解こうとしたシュスラー博士の直感に敬意を抱くのは私だけではないでしょう。

　しかも相手は微量元素です。ここはどうしてもホメオパシーの原理と手法でしょう。

　なんとも楽しくなってきました。

帯津三敬病院名誉院長、帯津三敬塾クリニック主宰
日本ホリスティック医学協会名誉会長

帯津 良一

ミネラルバランスの必要性

　地球が誕生して約46億年。現在までに発見された元素は、118種類。その中で自然界に存在するものは92種類あります。そしてこの世界には、まだまだ未発見の元素があると言われています。

　地球と同様に私たちの身体もさまざまな元素で構成され、バランスをとって存在しています。

　私たちの身体の中では、酸素、炭素、水素、窒素、ナトリウム、カルシウム、リン、硫黄、カリウム、クロール、マグネシウムの11種類が主な構成要素になっています。さらに、そのほかに必須微量元素と呼ばれる多くの元素も必要不可欠な役割を持っていますが、その全容はまだわかっていません。

　現在のところ、生体内での役割が理解され始めた元素は、人で23種類、哺乳動物では31種類になっています。まだまだ多くの元素が身体に必要だとも推測されています。なぜなら現在では、地球の自然界に存在するほとんどすべての元素が私たちの身体に存在することが分かっているからです。

　そして近年多くの元素がさまざまな疾患にも有効であることが多くの研究で示され始めました。例えば、海水に含まれるミネラルにも、癌を抑制する作用があることが証明され、他の疾患にも有効である証拠が出ています。

　生体内の元素についての研究が進むにつれて、健康であり続けるためには生体内のミネラルの量とバランスが適切な状態でいることが重要だという認識が、一般にも広まり強まってきました。

　先進国のサプリメント業界では、鉄や亜鉛、セレンなどをはじめ微量元素サプリが続々と販売され始めています。

　これらは、生体内の微量元素の研究が進み始めた成果でもありますが、一方で微量元素の過剰摂取によるリスクも考慮しなければならなくなりました。

この生体内の元素のバランスを安全にとる方法の一つが、シュスラーの組織塩です。

　シュスラー博士は、1800年代にすでに生体内の元素の重要さに気づき、多くの献体の臓器部分を焼却し、灰の無機塩含有量を調べ、無機塩代謝と病気の関係について研究してきました。
　そして生体に最も重要な元素を中心として完成したのが、この組織塩です。
　元素を原材料のまま摂取することなく、原料の良さを維持したまま段階的に希釈されて、ホメオパシーの要素が取り入れられているため、彼の組織塩に関する最初の原著は「An Abridged Homeopathic Therapeutics」と題名をつけられています。

　組織塩は、その製造段階で希釈振盪を行うことにより、単なるミネラルのサプリメントとしてだけではなく、体に必要なミネラルを極微量投与することによって、必要なミネラルの過不足を身体に気づかせる反応を起こすことが出来ます。
　それによって、身体本来の機能である必要なミネラルの吸収促進と過剰分の排泄を行い、ミネラルバランスを整える優れた方法の一つといえます。
　さらにこの組織塩は、ホメオパシーの治療効果を高めることが出来るので、私も30年ほど前からホメオパシーの補助として採用してきました。
　これから再び見直されて脚光を浴びる健康補助サプリメントの一つだと思います。

　本書は、組織塩について実践的にとてもよくまとめられており、初心者から専門家まで幅広く利用できる構成となっています。
　より多くの方々が、本書によってよりよい健康へと導かれることを願っています。

日本獣医ホメオパシー学会会長
国際獣医ホメオパシー学会初代日本支部長
森井 啓二

目　次

〈推薦文〉なんとも楽しい世界　帯津 良一 1

〈推薦文〉ミネラルバランスの必要性　森井 啓二 2

本書を活用するために 7

生涯を通じてつきあう組織塩 8

シュスラー博士の組織塩とは 9

栄養学のちょっとした話 9
カロリー／ビタミン／活力物質／エネルギー／ミネラル（無機塩）

シュスラー塩（ティッシュソルト） 12
シュスラーの発見／細胞に働くミネラル／シュスラー博士の組織塩の調合／
12種類の生命のミネラル／シュスラー博士の教えに対する反発

さまざまな治療法 17
刺激療法と補充療法／健康的な食事の意義／ミネラルのサプリメント／
身体が発することば／病気のとらえ方が治療法を決める／ミネラル：組成と、質の違い

ひと目でわかるシュスラー塩（ティッシュソルト） 22

シュスラー博士の12種類のミネラルと効能
フッ化カルシウム／リン酸カルシウム／リン酸鉄／塩化カリウム／リン酸カリウム／
硫酸カリウム／リン酸マグネシウム／塩化ナトリウム／リン酸ナトリウム／
硫酸ナトリウム／シリカ／硫酸カルシウム

12の追加のミネラルと効能 28
亜ヒ酸カリウム／臭化カリウム／ヨウ化カリウム／塩化リチウム／硫酸マンガン／
硫酸カルシウム／亜ヒ酸銅／硫酸アルミナカリウム／塩化亜鉛／
炭酸カルシウム／炭酸水素ナトリウム／ヨウ化ヒ素

シュスラー塩（ティッシュソルト）の服用方法 30

ラクトース（乳糖）の摂取と、起こりうる問題 30
乳糖不耐症の症状／ラクトースの消化／便秘にたいするラクトースの効果／
糖尿病患者の方にとって重要なこと

シュスラー塩（ティッシュソルト）の配量 33
治療の過程で表れる反応 35
 反応の原因／健康には代価が必要
シュスラー塩（ティッシュソルト）の外用 38
 お風呂／洗浄／湿布／軟膏・ジェル・クリームジェル／
 軟膏・ジェル・クリームジェルの症状別ミネラル

四季折々の組織塩療法 44

春 47

3月 48
 冬の脂肪

4月 51
 鼻かぜ／感冒／成長の悩み／春に多い抜け毛

5月 53
 新しい生命が生まれる！／アレルギーと花粉症／神経性皮膚炎／
 緊張や興奮／子供の歯が生えかわるとき

夏 58

6月 59
 結膜炎／日焼け予防と太陽に対する耐性／けが／貧血／試験前の不安／
 学校で高まる要求／子供の下痢、嘔吐、便秘

7月 70
 旅行中のトラブル／のどの渇き／いつものどが渇く／不眠、発熱／虫刺され／
 強い日光を浴びたとき／足の悩み／老廃物の沈積

8月 78
 旅行から帰ってきたら／夏風邪／下痢／浣腸

秋 84

9月 84
新鮮な食品の意味／ハイキングによる故障／肛門の裂傷・亀裂／夜尿症／食欲不振／発育の遅れ／皮膚のトラブル／眼精疲労／聴力障害／幼稚園・保育園で

10月 91
乾性咳、空咳／抜け毛／抵抗力をつける／月経前症候群（PMS）

11月 93
色が持つ意味／意気消沈／よく眠れない／筋肉リウマチ、関節リウマチ、痛風／坐骨神経痛とぎっくり腰／喘息

冬 98

12月 99
ストレス／やけど／消化器官の悩み／食欲過多／歯痛／寒さに弱い

1月 103
ウインタースポーツ／風邪と発熱／仮性クループ／肌と唇／足の骨折

2月 109
謝肉祭（カーニバル）——お酒の飲みすぎ／凍傷、しもやけやあかぎれ／冬休みの日光対策

よくある質問 110

症状別ミネラル一覧（50音順） 114

執筆者・参考文献 140

本書を活用するために

　シュスラー博士の療法は、有機体（生物）に不可欠とされる12種類の"ミネラル（無機塩）"を用いて、体内の細胞・組織・臓器の機能を整え、健康な身体へと導いていく、自然療法です。人体の組織に直接働きかける、という意味で、英国では「ティッシュソルト」、米国では「セルソルト」という名前でも親しまれています。

　シュスラー博士は、ホメオパスであると同時に、優れた医師でもあり、熱心な研究者でもありました。博士は、人間の血液や、死体の灰を採取して、ミネラルの含有量を調査し、疾患との関係を分析していきました。

　ミネラルの大切な役割については、本章で丁寧に説明されています。

　シュスラー博士の組織塩（シュスラー塩）は、ホメオパシー療法で用いられるレメディーを作る方法と同じ要領で作られますが、より成分が体内組織へと入っていきやすいよう処理が施されています。各々のミネラルの性質がもつ作用が刺激となって、不足しているものを補い、過剰なものを除き、機能を正常に戻していきます。

　ミネラルのバランスが整ってくれば、自然に摂ることをやめますので、過剰摂取や依存症の心配はありません。赤ちゃんから妊婦さん、ご高齢者、薬物治療中の方まで、どなたでも安心して摂ることができます。

　適用量に関しては、各メーカーによって服用量が違いますので、メーカーで定められた量を基準に、徐々にご自身の適量を探していって下さい。

　本書は、シュスラー塩を活用しながら、四季の移り変わりに快適に対応できるよう解説がされています。著者の住むドイツとは多少季節の流れる速さが異なりますが、それぞれの季節に影響される身体の不調は、日本も同じです。

　最後に、食事の代わりにシュスラー塩（ティッシュソルト）でミネラル分を補おうとは、決して思わないで下さい。新鮮な食物からの摂取が、何より自然にミネラルを吸収することができます。食物からの必要な元素を自力で吸収し、排泄していけるようにサポートしてくれるのが、シュスラー塩です。

　本書を通じて、身体の声に耳を傾けながらシュスラー塩と上手につき合い、健康で豊かな人生を楽しんで頂けることを心から願っています。

日本語版監修　田口　郷子

生涯を通じてつきあう組織塩

「健康を保つために、このミネラル（無機塩）を一生とらなければいけないのですか？」

シュスラー博士の組織塩のファンになった人の多くが、こう尋ねます。そんなとき、私は含み笑いをしながら「ええ、そうです」と答えるのが好きです。普通は私の返答に少し戸惑うはずなので、その意味を飲み込めるようにしばらく待ってから、私はこう続けます。

「ただし必要なインターバルを入れながらです。本来、ミネラルは生涯を通じてかしこく付き合っていくものですから」

良い治療法は、続ければ確かな効果が得られます。そして「インターバル」は、本書のメインテーマに深い関係があります。ミネラルを摂取するときの「インターバル」は、ごく自然な形でとるようになります。

「インターバル」は、生命のリズムによって定められるものなのです。

人は誰しも、年間を通じて、また生きていくうえの変化に伴って起こる多くの問題と向き合っていかなければなりません。四季も身体に影響を及ぼします。うきうきするような暖かい陽光がさす春と、肌寒くて湿っぽい11月とでは、身体への影響はまったくちがいます。

人間には、体内の組織すべてのはたらきが必要です。体内の組織は、冬の寒さや夏の暑さから体を守り、体温を保つことにエネルギーを注ぎます。秋には気候の変化に伴って身体の悩みが出やすく、春は花粉症のせいで家にいなければならないこともあります。

このような流れに合わせながら、本書は各季節の月ごとに構成してあります。これで、読者の皆さんは各季節にあらわれる健康上の悩みにたいし、適切なミネラルを見つけられるでしょう。ただしもっと大切なことは、不調が現れる前に対処しておくことです。

本書を楽しみながら読んでいただけますように。そして本書が、一年間を通じて読者の皆さんが上手にミネラルを利用するためのお役に立てるようにと、願うばかりです。

トーマス・ファイヒティンガー

ズザーナ・ニーダン＝ファイヒティンガー　薬学修士

シュスラー博士の組織塩とは
（ティッシュソルト）

栄養学のちょっとした話

　ミネラル（無機塩）は今まで、現代のように注目され続けてきたわけではありません。しかし現代では、健康と深く関係がある栄養学という分野が著しく発展しました。そして栄養分の研究によって、私たちの食卓に上る食品に含まれる重要な成分が、次々と見つかっています。

カロリー

　人々が都市に住まうようになって以来、食品を供給する業者にとっては備蓄ができるということがますます重要になりました。食品を貯蔵すること、また貯蔵できるということが大事だったのです。このとき、特定の食品がどれだけのエネルギーを供給できるのかも重要でした。エネルギー供給こそが食品の役目だと思われていたからです。このことから食品についての研究が始まった時期にはもっぱら、各食品のエネルギー含有量が研究されていました。エネルギーの単位としてはまず「カロリー（cal.）」、それから「ジュール（J）」を使うことに決められました。1カロリーは4.187ジュールに相当します。

栄養価

脂肪1gは9.3カロリー
炭水化物1gは4.1カロリー
たんぱく質1gは4.1カロリー

　カロリーが多ければ多いほど、食品の価値が高いとされました。このほかは塩（無機塩化合物）以外の食品成分は価値がないとみなされていました。

■ **ヒント**
偏った栄養は、健康障害の原因となります。

　このような見方がされてきた結果、食品は本来の性質を奪われ、分離され、そして保存される形となりました。

たとえば穀粒は、非常に多くのミネラルを含む殻が除去され、不飽和の脂肪酸、ビタミン、レシチン、植物性たんぱく質を含む胚芽も取り除かれます。糖は自然の結合からほどかれ、その際にビタミンと、特にミネラルから分離されますが、これらは身体がすぐにでも消化に必要としているものです。

さらに食品の保存により、ビタミンやミネラルが破壊され、新鮮な食品も当初含んでいる栄養分を失うと考えられます。大量生産や、農産物が熟す前に行われる収穫、長時間の輸送、長期間の貯蔵により、果物や野菜はほんの僅かしかビタミンやミネラルを含まなくなってしまいます。

ビタミン

突然あらわれる多くの健康障害の原因は、ビタミン不足です。サプリメントでビタミンを充分に補給すれば、おおむね健康でいられると信じている人が大勢います。しかしこれは思い違いです。サプリメントでとるビタミンだけでは、バランスの取れた栄養補給ができないからです。

活力物質

活力物質とは、身体に活力を与えるものです。とくに細胞内のエネルギーが増えるように、細胞の新陳代謝を助けます。老化を遅らせるので、重大な影響力を持っています。活力物質にはコエンザイムQ10やベータカロチン、ポリフェノールの一種であるOPC（オリゴメリック・プロアントシアニジン）や、とくにフリーラジカル（遊離基）を結合させる物質があります。

エネルギー

食事をとることによって人が吸収するエネルギーは、これまで注目されてきませんでした。しかし「吸収された」エネルギーは、健康に大きく影響を及ぼします。

ミネラル（無機塩）

ミネラルは、そもそも有機生命体の基盤となるものです。植物も動物も人間も、ミネラルの化合物を持たない細胞はありません。細胞物質の生成はミネラルがなければ成立しません。このとき、成長している子供の身体だけではなく、大人の身体も、便、尿、汗による排泄や分泌によりミネラルを失っているため、常にミネラルの補給が必要です。各ミネラル分は、それぞれ決まった役割を持っています。ミネラルが欠乏すると、細胞の生成や、生きるために必要な事柄にすぐに障害が現れます。

> ■ ヒント
> 新陳代謝と体のはたらきは最小量のミネラルに左右されます。

人間の体内組織にも適用できる最小の法則は、ユストゥス・フォン・リービッヒが提唱しました。植物の繁殖や成長は、土壌に含まれる最小量のミネラルに左右されるというものです。

基本的に、ミネラルは人間が生きていくうえで、人体に常に関与しています。代謝のプロセスにおいては触媒としてのはたらきがあります。つまり代謝反応はミネラルがあるからこそ可能になり、促進されます。人体の細胞内での役割はまだ完全には解明されていませんが、一般医学においてはミネラルの持つ意味は既に知られています。

体内組織に障害が起きたときには、それがミネラルの欠乏からくるものなのか、あるいは例えばエネルギー不足、血色が悪い、または何か心理的に抑圧されているなど、別の原因があるものなのかを明らかにする必要があります。

> ■ ヒント
> 深刻な病気の場合は医師の診察を受けてください！

人間の体内のミネラルについては、細胞内にあるものと細胞の外にあるものとを区別します。このふたつの領域の間には、体内組織のはたらきを正常に保つための最適な比率があります。

塩化ナトリウムの分子は、細胞内に含まれるものと体液に含まれるものとの比率が一定しています。体温や水分の調整に塩化ナトリウム分子が使われることによって細胞内の塩化ナトリウムの量が減ると、体内組織は生命の維持に必要なバランスを再生しようとします。身体は、細胞内の塩化ナトリウム分子の量にたいして、多くなってしまった塩化ナトリウムを体液から排出します。すると涙が塩っぽくなり、

まぶたの内側がヒリヒリしたり、汗が塩っぽくなって皮膚が痛くなったり、また排尿時にヒリヒリしたりします。あるいは、カルシウム剤を採りすぎると、身体がカルシウムの分子をためこんで結石になることもあり、例えば腎臓結石や膀胱結石ができてしまいます。

このほか、体内のミネラルは身体をつくる基礎物質と、エネルギになるものとに分けることができます。基礎物質は、細胞内のミネラルです。例えば骨芽細胞（骨組織において骨形成を行う細胞）内のカルシウムが少なすぎると、骨をつくることができません。

シュスラー塩（ティッシュソルト）

ヴィルヘルム・ハインリヒ・シュスラー博士は、19世紀に、人体にとってのミネラルの意味について集中して取り組んだ人物のひとりです。シュスラー博士の活動の頂点は、彼が発見したミネラルの化合物を主に用いた独自の治療法の発展にあります。

ヴィルヘルム・ハインリヒ・シュスラー博士は、1821年8月21日、オルデンブルク大公領にあるツヴィッシェンアーンで生まれました。シュスラーは貧しい境遇に育ち、30歳にしてようやく大学へ入ることができました。彼は有名な医学部があるパリの大学、そして彼に大きな影響を与えた研究者モーレショットとフィルヒョーがいたベルリン大学、さらに優秀なホメオパシーの講師がいるプラハ大学で学びました。1858年、シュスラーはオルデンブルクで医者として開業し、40年間にわたり治療に携わりました。

シュスラーの発見

初期のシュスラーはホメオパシーに携わりましたが、じきにそれでは満足できなくなりました。シュスラーは簡単な治療法を求め、病気という健康障害の真相を究明しました。そこで彼は、ほとんどの病気の原因がミネラルの欠乏にあるということをつきとめました。それも、細胞内でのミネラル欠乏です。彼の発見は、二人の優れた研究者から決定的な影響を受けています。その一人は細胞研究者のルードルフ・フィルヒョーで、彼は身体が病んでいるときは細胞も病んでいると考

えました。もう一人はオランダ出身のヤーコプ・モーレショットで、彼は細胞内や体内で起きるバイオケミカルの事象を重点的に研究しました。モーレショットは、細胞の病は無機塩（ミネラル）が原因で生じるということを確信していました。

シュスラーは、細胞の健康ならびに体の健康は、欠乏しているものを充足させることでもたらされるということに気付きました。さらに彼は「障害を予防し、細胞が製剤を受け入れるようにするには、同じ濃度にする必要がある」と述べています。

■ ヒント
シュスラーがバイオケミカルにおける中心課題として扱っているのは、細胞内のミネラルです。また副次的には、細胞内と細胞外の濃度の差のコントロールも扱っています。

シュスラーによるミネラルは、細胞にじかに吸収されうる濃度にしてあります。ホメオパシーの医師であるシュスラーは、適切な濃度をたやすく見出すことができました。ミネラルを薄めずに摂取すると、体内組織に負担をかけることがあるのです。例えば一般に用いられるカルシウム、マグネシウム、鉄などのサプリメントがそうです。摂取する期間が長すぎると、成分が組織の中に蓄積されて例えば腎臓結石ができるなど、望ましくない副次的な影響が出る可能性があります。希釈した成分なら、問題なく細胞まで吸収することが可能になります。

細胞の外でのミネラル欠乏は、たいてい不健康な行いから生じますが、こちらはシュスラーのミネラルで補うことはできません。そのかわりに行動を変える必要があります。ときには細胞の内と外、両方のミネラル欠乏を改善することが必要になることもあります。

細胞に働くミネラル

それでは、シュスラー博士の発見した組織塩（シュスラー塩（ティッシュソルト）とも呼ばれる）にどのような作用があるのか、例をみてみましょう。

例1：塩辛いスープを飲むと、体内の多くの塩分が細胞の外へ向かいます。すると塩分濃度が高くなりすぎてのどが渇き、普通は水分をとることでこれを解決しようとします。ここで**Nat Mur（塩化ナトリウム）**を少しとると、のどの渇きがおさまります。これは細胞内の塩化ナトリウム濃度が高まって、ミネラル分の濃度が身体にとって望ましい本来の比率に戻るからです。

例2：過酸化症は、カルシウム分の調整により中和できることがよくあります。カルシウムは、体内に最も多く蓄えられているミネラルです。中和のためには、細胞が必要としているようなカルシウム分子を用います。これにより、カルシウム分子の細胞内と細胞外の身体にとって望ましい本来の比率が乱れます。すると細胞外のカルシウム濃度が高くなりすぎて、結石として沈殿します。このような結石に悩む人が**Calc Phos（リン酸カルシウム）**をとると、細胞内のカルシウムが補われて、健康的な比率を取りもどすことができます。

例3：鉄分のサプリメントは、体内で吸収しにくいものです。サプリメントを摂取したときだけ血液中の鉄分の濃度が上昇しますが、しばらくするとまた低くなります。鉄分のサプリメントをとると、細胞外の鉄分が補われます。しかしこの鉄分は、細胞内まで届くためには少なすぎるのです。すると「健康的な」比率はもたらされません。体内組織の鉄分は再び失われます。このような場合は、**Ferr Phos（リン酸鉄）**を一緒にとると、鉄分が失われるのを防ぐことができます。こうして細胞内と細胞外の鉄分の濃度が、身体にとって望ましい本来の比率になります。

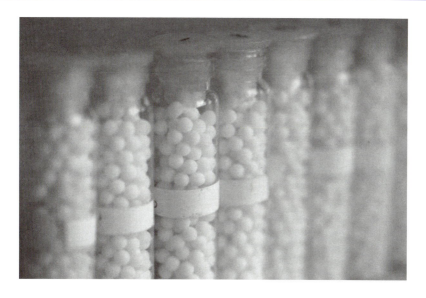

シュスラー博士の組織塩の調合

　シュスラー博士の組織塩（ティッシュソルト）は、細胞壁のごく小さな穴を通りやすい濃度に希釈してあります。希釈することで、ミネラルの過剰摂取がほとんどなくなります。

　比較してみましょう。1ℓのボトルに入ったミネラルウォーターには、平均して約1,000mg（＝1g）のミネラルが溶け込んでいます。この分量のミネラルを、6×のシュスラー博士のミネラルでとりたい場合、1トン（1,000kg）分のレメディーをとらなければならないでしょう。このことで、希釈することでどれだけ薄めているのかがはっきりするでしょう。これは効き目にも関係があります。つまり、大事なのはミネラルの分量ではなく、質だということです。ミネラル分子は、乳糖の中に個々の分子として含まれているので、すぐに体内組織に取り込まれ、活用されることが可能になります。体内で手間のかかる、化学分解や合成を行う必要がないのです。

　一錠は0.25gです。すると100gは約400錠で、250gは1,000錠、1kgは4,000錠です。

■ ヒント

シュスラー博士の組織塩を使う場合、過剰投与になる心配は、まずありえません。

12種類の生命のミネラル

　シュスラー博士は、人間の体のはたらきと構造に重大な意味を持つ12種類のミネラル化合物を発見しました。そしてシュスラー博士は治療法の研究を進めるなかで、さらに12種類のミネラル化合物を見つけました。現代では追加のミネラル（Erweiterungsmittel）として知られています。

　シュスラー博士は、発見したミネラルのうち12番目のミネラル**Calc Sulph（硫酸カルシウム）**は治療に使わないようにしました。ある科学者の調査から、これが常に人間の体内にあるものではないと確信したからでした。しかしこれは誤りだったことがわかりました。現在では、シュスラー博士のミネラルを利用する人の多くが、**Calc Sulph（硫酸カルシウム）**を含めています。

シュスラー博士の教えに対する反発

　1873年にシュスラーの治療法がはじめて世間一般に知られたとき、大きな抵抗に合いました。当時のホメオパシー療法では約600種類ものレメディーを用いていたのですから、それも無理のないことでした。そんななかでいきなり、「あらゆる治療可能な病気を治すために」、たった12種類のミネラルで充分だとしたのです。翌年シュスラーは、はじめて『簡略化された療法』という冊子を発表しました。

　最初の発表以来、シュスラー博士は批判や、さらには個人的な攻撃にたいして戦わなくてはなりませんでした。シュスラーは何度も、批判を論破してきました。こうして短期間で多くの支持者を獲得し、シュスラーの治療法は世界中に広まっていきました。

さまざまな治療法

刺激療法と補充療法

　シュスラーによるバイオケミカル療法が刺激療法なのか、補充療法なのかという論争は、現代まで続いています。刺激療法では、体内組織に刺激を与えることによって不調のもとになっているものを取り除いたり、病気を治したりします。ただしそのためには体内組織に「燃料」があることが必要です。この「燃料」がなければ、体内組織は刺激にたいして反応することができません。これを克服しようとするのがシュスラーの治療法なのです。シュスラー博士の組織塩が刺激を与えるものとして投入されたとき、体内組織は足りないミネラルを食物から取り込もうとします。しかしこれらのミネラルは食物だけではまだ足りないか、またはとても複雑な化学化合物に含まれているため、体内組織が取り込みにくいものなのです。

■ ヒント
ミネラルを摂取する際は、ミネラルが細胞の内と外のどちらで欠乏しているのかに気をつける必要があります。

　本書の著者一同は、シュスラーのミネラルが刺激を与えるものとしても、また不足を補うものとしても用いられうるものと確信しています。

　そしてこれはミネラルを扱う者が、治療を必要としている人にたいして勧める分量についてどのように考えているのかに左右されます。

　この特別なミネラルが刺激を与えるものと考えていれば、ホメオパシーで通常与えられる分量を選ぶでしょう。著者のように、不足を補うものとして考えていれば、もっと分量を増やすでしょう。このとき、刺激療法にも補充療法にも限界があるということを忘れないようにしましょう。次に、細胞の外でのミネラル不足について、詳しく述べます。

健康的な食事の意義

　細胞の外側のミネラル不足は、身体に負担がかかることによって起こります。そして通常は、食事を取ることで不足分を補います。しかし現代の食生活では、昔ほどの分量のミネラルはとれなくなってしまいました。

17

不健康な食生活が原因となるミネラル不足は、シュスラー博士の組織塩で補うことはできません。細胞の外側でのミネラル不足は、栄養バランスのよい食事によって改善することができます。細胞外のミネラルが不足している人は、なるべく自然に近い食品や、無添加の食品を使った栄養バランスのよい食事をとるように、食事の習慣を切り替えましょう。

　これは『Dr.シュスラーの顔診断』でも証明されています。栄養バランスのよい食事を取っている人は、体内のミネラルが不足することがあまりありません。クルト・ヒッケティアーが開発したこの分析法を用いると、その人の顔からどのミネラルが不足しているのかを知ることができます。顔にはその人についての多くのことが表れるので、これは基本的に新しい手法ではありません。ただし意識を集中して取り組む必要があります。そうすると、例えば実年齢と身体の年齢の違いなどがわかるのです。

アドバイス

> シュスラー博士の組織塩を利用しようと考えている人も、
> 健康的な食事をとるように心がけなければなりません！

●健康的な食事をとっていても起きるミネラル不足

　「私の食生活は健康的です。だから栄養が不足しているなんて事はありえません！」

　という言葉はよく耳にします。ところが残念なことに、これが間違っていることも多いのです。環境の悪化による影響だけでも、栄養バランスのよい食材は手に入れにくくなっています。また、自然環境や食材も汚染が進み、体内組織に害を与えるものとなっています。このほか害となる要因は、エネルギー浪費の増加のほか、たとえばマスメディア（暴力、犯罪）によって「心」をとりまく環境が毒されていることにもあります。さらには、嫌なことを我慢してしまうような性格の人の場合、体力を消耗してしまうこともあります。現代を生きる人々のストレスは、体力やエネルギーをおおいに浪費させるもので、年齢を重ねるごとに、蓄えておくべき必要なミネラルの分量は昔よりも増えています。

ミネラルのサプリメント

　体内のミネラルが不足したとき、「多ければ多いほどよい」という信念のもと、サプリメントをたくさんとって補給しようとします。ある特定のミネラルを、かたよった形でとると、ミネラルのバランスが偏ります。例えば大量の鉄分をとると、体内の亜鉛のバランスがくずれます。石岩粉か治療土(治療の効果のある土)を摂取する際は、体内組織が余分なミネラルを石として腎臓や膀胱にためてしまうので、注意する必要があります。

　通常のミネラルのサプリメントの効果が出ないときは、細胞内のミネラル不足が補われていないというサインです。

●身体は優れた貯蔵システムを持っている

　より多くのミネラルが必要になったことによって体内のミネラルの蓄えが減少した場合は、すぐに不調にはなりません。人間の身体は、優れた貯蔵システムを持っているのです。身体への負荷にすばやく対応できるように、体内には必要なあらゆる燃料が蓄えてあります。燃料を蓄える「貯蔵庫」には、急に必要になって一時的に生じた不足分を補う「メインの貯蔵庫」と、「メインの貯蔵庫」を満たすための「長期の貯蔵庫」があります。

　「貯蔵庫」の蓄えが減ると、身体の機能が制限されます。まずは髪や皮膚など、生命に不可欠ではないところに不調が表れ始めます。肌はしわが目立つようになったり、血色が悪くなったりして、身体はだるい感じがします。不足分がもっと大きくなると、生命にかかわる機能が充分にはたらかなくなってきます。例えば排泄や消化がうまく行われなくなったり、血管壁が硬化したりする可能性があります。後には内臓に影響が出てきて、十分にはたらかなくなってしまいます。

●ミネラル摂取の期間

　ミネラルをとって症状が消えたとしても、体内の貯蔵庫はまだまだ満たされていません。するとちょっとした負荷がかかっただけでも、また病気になってしまいます。そうなると、ミネラルをとってもたいして役に立たなかったと主張する人もいます。しかしそれは、ミネラルをとる期間が短すぎたからです。身体の機能の不調が改善されて良くなった後は、次にまた急な負荷がかかったときに対処できるよう、

体内の貯蔵庫を満たす必要があります。よく健康に気を配ることで、ミネラルの貯蔵庫のストックを安定させることができます。しかしこれは数週間、数ヵ月、場合によっては数年間かかるのです。

　日常的にいつもがんばらなければならず、エネルギーの消耗がはげしい人は、常にミネラルをとる必要があります。そうやって貯蔵庫の蓄えが減らないようにしなければならないからです。継続的に必要となっている分をとらない人は、未来の自分から前借りしているものと考えてください。この借りはそのうち、休養が必要な軽い病気にかかったり、あるいは慢性の重い病気にかかったりするなどの形で返さなければならないときが来ます。

身体が発することば

　シュスラー博士のバイオケミカル療法では、身体に表れるサインをもとに不足しているものを見極め、解決しようとします。取り除くのは不調の原因であって、対症療法ではありません。ここで大切なのは、身体が発することば、身体からの情報を理解することです。

　例
- 軽い発熱は病の症状ではなく、**Ferr Phos（リン酸鉄）** が不足しているサインととらえます。
- 鼻かぜは、**Nat Mur（塩化ナトリウム）** が不足しているサインです。
- 粘液性の痰をともなう咳は、**Kali Mur（塩化カリウム）** が不足しているサインです。

　この治療法は対症療法ではなく、健康を害している原因であるミネラルの不足を補って、病気を治そうとするものです。

病気のとらえ方が治療法を決める

　我々が行う治療法では、次の3つの治療法を区別しています。
- 伝統的な医療の治療法は、病気を人間の敵ととらえて克服しようとします。このとき患者は、自分を見失いがちになります。この治療法ではよく、「この……にたいして、どの薬をのめばいいでしょうか」という質問が出ます。

- 刺激療法では、身体の自然治癒力を刺激します。しかし、身体がこの刺激に応えられるためにはエネルギーが必要です。エネルギーがないと、この治療法は通用しません。
- 補充療法では、不調の原因を見つけて、不足を補おうとします。シュスラーのバイオケミカル療法では、細胞内で不足しているものを満たすことで、細胞の内側と外側のミネラル濃度のバランスをとろうとします。

ミネラル：組成と、質の違い

　シュスラー博士の組織塩（ティッシュソルト）を、不足を補うものとして利用するときは普通、その分量は刺激療法で用いるときと比べて格段に多くなります。

　シュスラー塩は基本的に、体内のミネラルと同等の組成になっています。したがって口腔粘膜から直接摂取して利用することができます。希釈度が高いため、とりすぎるということはありません。ただし、不快な反応が表れることがあります。

　シュスラー塩は、ホメオパシーの製法で作られた医薬品です。ただし医師の処方箋を求める義務付けはなされていません。シュスラー塩は、だれでも薬局で購入することができます（※ドイツ国内の場合）。ただし製造業者によって、その質、そして摂取量には違いがあります。

　読者の皆さんご自身の好みで、ミネラルを試し、最適と思われるものを探していただければと思います。

ひと目でわかるシュスラー塩（ティッシュソルト）

シュスラー博士の12種類のミネラルと効能

　このページと巻末の症状別ミネラル一覧を活用すれば、ご家庭でもシュスラー博士の組織塩（シュスラー塩）を利用できます。ただし深刻な病気の場合は、必ず医師の診察を受けてください！

　ミネラル名は、"マグ・フォス"と呼ばれるラテン語名での呼び方が世界共通です。

Calc Flour フッ化カルシウム
○ **はたらき**

　例えば靭帯、組織、血管、筋肉など結合組織の弾性のほか、歯のエナメル質や骨の表面にも大切な成分です。フッ化カルシウムが不足すると、伸張や短縮、あるいは硬化が起きます。表皮を守るケラチン（角質）は、フッ化カルシウムによって結び付けられています。不足すると、ケラチンは表皮に出て角質層を形成します。

○ **適用の範囲**

　たこ、角質（特にかかと）、手や唇のひび割れ、外骨症、偏平足、静脈瘤、痔、虫歯、柔らかい爪やはがれやすい爪、関節の損傷、靭帯損傷（動揺関節）、歯のぐらつき

Calc Phos リン酸カルシウム
○ **はたらき**

　このミネラルは骨の形成に重要な成分で、象牙質をつくります。さらには造血や、たんぱく質、細胞の形成に必要です。体内で酸を中和するはたらきがあるほか、病後の栄養分としても重要です。

○ **適用の範囲**

　貧血症、睡眠障害、筋痙攣、手足のしびれや感覚麻痺、天候に敏感すぎる、汗が噴き出る、激しい咳（特に子供）、脈拍が速すぎる、いらいら、緊張性の頭痛

○ 補　足

リン酸カルシウムが不足すると、特にケチャップ、マスタード、燻製などのスパイシーな食べ物が猛烈に食べたくなります。なかでも子供は健やかな身体をつくるのに多くのリン酸カルシウムが必要なため、不足になりやすいのです。

Ferr Phos リン酸鉄

○ はたらき

けがやあらゆる急性疾患に用います。身体が持つ抵抗力が非常事態になったときはいつも、リン酸鉄は助けになります。リン酸鉄は、けがや、特に痛みにたいする救急処置に用いることができます。炎症になりかけているときや、まだ乾いていない傷、さらには感染性の小児の疾患でも初期なら役立てることができます。予防のためにとれば、抵抗力を強めることができます。このほか、赤血球の重要な成分でもあります。

○ 適用の範囲

あらゆる炎症、新しい傷（この場合、錠剤を粥状に溶いたものを塗るとよい）、軽い発熱（38.8度以下）、耳痛、中耳炎、耳鳴り（血行不全）、脈打つような痛み（頭痛）、集中力の低下、日光に当たるのがつらいとき

○ 補　足

コーヒー、紅茶、ココアは鉄分を多く消費します。

Kali Mur 塩化カリウム

○ はたらき

塩化カリウムは体内で、フィブリン（繊維素）を結合させて形成します。フィブリンは結合組織の主な成分で、分泌腺への影響力を持っています。不足するとフィブリンが結合されなくなって血液が濃くなるため、血液凝固が起こります。塩化カリウムは炎症が進行した場合や、病気が慢性化している際に用いるとよいでしょう。

○ 適用の範囲

血液が濃い、難聴、肥満傾向、腺腫脹、咳と痰、赤ら顔（毛細血管

拡張)、粟粒腫、クモ状血管腫
○ 補　足

　アルコールと電磁波は塩化カリウムをたくさん消費させます。

Kali Phos リン酸カリウム
○ はたらき

　(精神的・肉体的な)疲労、過労にたいして用いることができ、体内で塩化ナトリウムと結合して新しい組織を形成します。有害物質を取り除くことができるので、シュスラー博士のミネラルの中では解毒剤のような位置づけになっています。リン酸カリウムは脳細胞や神経細胞、血液、筋肉すべての中に存在し、必要不可欠なエネルギー源です。またリン酸カリウムは、体内でレシチンを結合させます。

○ 適用の範囲

　疲労、筋萎縮、だるさ、いらいら、(歯磨きをしてもなくならない)口臭、歯茎からの出血、歯茎が下がる、(食後すぐでも)空腹感が消えない、高熱(38.8度以上)など。また、広大な場所にいると不安になり、その場所にいるとひとりで歩く勇気がなくなるという「広場恐怖症」にも。類似の恐怖症には狭い場所にいると不安になる「閉所恐怖症」がありますが、閉所恐怖症の場合は硫酸カリウムの不足と関係があります。

○ 補　足

　特に、疲れるようなことをする前、最中、後には、「貯蔵庫」を満たしておくためにリン酸カリウムを充分にとるとよいでしょう。

Kali Sulph 硫酸カリウム
○ はたらき

　硫酸カリウムはリン酸鉄とならんで、酸素を運ぶのに欠かせないものであり、このことから細胞の定期的な再生をもたらしています。リン酸鉄が、酸素を細胞まで運びます。そして硫酸カリウムは、酸素が細胞壁を通って細胞の中に入るのを助けるはたらきをします。硫酸カリウムは、代謝が妨げられていたり活発に行われていないときにはいつでも使われ、特に細胞内にまで定着している慢性疾患や、理由がはっきりしない不調や病気の際にも用いられます。硫酸カリウムは、皮

膚の表面の色素沈着（褐色になること）のためにも必要です。硫酸カリウムは、フッ化カルシウムとともに皮膚の表皮をつくります。

このミネラルが特に重要となるのは、すい臓です。したがって初期の糖尿病において、すい臓に負担がかかって充分なインスリンを作れなくなったときにも用いることができます。

○ 適用の範囲

飽食感、空気飢餓（息苦しい）、ぜんそく、閉所恐怖症、鱗屑（表皮の角質が肥厚して剥離する）、皮膚病、色素斑、湿気に敏感

Mag Phos リン酸マグネシウム

○ はたらき

リン酸マグネシウムは骨の形成に重要です。自律神経のコントロールする役割があるため、心臓、神経、血行、分泌腺、消化器官、代謝のはたらきに影響を与えます。意図的にコントロールできない体内組織すべてに影響力を持ちます。リン酸マグネシウムは分泌腺を通じて、基礎代謝にも影響する興奮状態をコントロールします。急に起きる、激しい刺し込むような痙攣性の痛みにも適しています。リン酸マグネシウムは、特に「ホット7」（56ページ参照）として用いるのも、大きな効果が期待できます。

○ 適用の範囲

あがり症、チョコレート中毒、無意識に起きる痙攣（刺し込むような腹痛、疝痛、月経の際のひきつけ、狭心症の治療の補助として、初期の偏頭痛）を鎮める鎮痙剤として、急激に起きる痛み、のどがつかえる感じ、睡眠障害（リン酸マグネシウムは寝つきと目覚めを良くしたいときに最適です）

○ 補　足

強い電磁波による負担がかかったときには、リン酸マグネシウムを多く消費します。

Nat Mur 塩化ナトリウム

○ はたらき

（知らないうちにもとりすぎてしまうという理由で）最近では評判が

悪くなってしまった食塩が、治療に用いられるなどとは思ってもいなかった方が多いかもしれません。しかし希釈した(かなり薄くした)形でならば、まったく違う効果が期待できるのです。塩化ナトリウムは、赤血球の数を増やすはたらきがあります。体内でムチン(唾液などに含まれる粘液たんぱく質)の形成を助け、あらゆる粘膜の形成に関係しています。体内の温度と液体の流れを調整し、軟骨組織や関節滑液をつくり、また基本的には血液が含まれていない身体の部位全てを担当しています。なぜならば、塩化ナトリウムの液体を引き寄せる作用によって、身体の各部位は新陳代謝の循環に組み込まれているからです。塩化ナトリウムは、体内の毒を無害にするミネラルです。注目すべきことは、特に精神的な解毒(テレビ！)にも多くの塩化ナトリウムが用いられるということです。

○ **適用の範囲**

水鼻、副鼻腔の病気、寒さに弱い、空気の流れに敏感すぎる、椎間板の損傷、軟骨の障害、火傷、ふけ、手足の冷え、膀胱炎、腎炎、塩辛いものや濃い味付けのものばかり食べたくなる、関節の音が鳴る、喉の渇き、喉が渇かない、汗や尿など分泌の際にヒリヒリする感じを伴う、目が潤む、喉(食道)がひりひりする、においや味を感じない、高血圧(医師の判断もあおぎましょう！)。

Nat Phos リン酸ナトリウム

○ **はたらき**

リン酸ナトリウムは尿酸を尿素に変え、それによって腎臓から排出されるようになります。このほかこのミネラルは脂肪の新陳代謝を調節し、糖の分解も担っています。リン酸ナトリウムはほとんどすべてのリューマチ性の疾患や過酸化症に対して用いることができます。リン酸ナトリウム不足が原因で起きる過酸化症の結果、例えば免疫不全になったり、傷が治りにくくなったり、軽いけがが化膿したり、昼ごろや午後に激しい食欲がわいたり眠くなったりします。このほか過酸化症によって腎臓のろ過能力がおち、リンパ系に負担がかかってリンパが腫れたりします。

○ **適用の範囲**

胸焼け、すっぱいげっぷが出る、肥満、リューマチ、皮脂の悩み、にきび、アクネ、リンパ腺が腫れる、髪や肌が脂っぽい、または乾燥する、慢性の無気力、疲労、激しい空腹感、甘いものや小麦粉を使った食品が食べたくなる、分泌物（汗、尿）がすっぱいにおいがする、乳児の間擦疹、（アミロイド症による）オレンジ色の皮膚

Nat Sulph 硫酸ナトリウム

○ **はたらき**

体細胞に適した分量の水分を供給して、毒を排出できるようにする塩化ナトリウムとは違い、硫酸ナトリウムは体内の余分な水分を排出します。特定の老廃物は、肝臓で分解されて排出できるようにするか、または体に負担を与えないように溶解した状態（水の分子と結合して）になければなりません。硫酸ナトリウムはこのような老廃物の分解に必要なのです。この際には水分が分離します。こうして硫酸ナトリウムは体の浄化に役立ち、毒の排出と、これにより肝臓と胆嚢を支えるものでもあります。このほか、体内の糖の量を調整します。不足しているときは結合組織全体に老廃物がたまり、特に手足がむくみます。

○ **適用の範囲**

胃腸内にガスがたまっている、下痢、初期のインフルエンザ、目がはれあがる、涙のうがはれている、二日酔い、関節の痛み、高血糖（必ず医師の診察を受けてください！）、足のむくみ、下腿潰瘍、血液循環の調整、耳の中の圧迫感、かゆみ刺激、口唇ヘルペスやヘルペス（唇用軟膏、軟膏、ジェル、クリームジェル）

Silica シリカ

○ **はたらき**

体内全体の細胞には珪酸が多く含まれています。シリカは主に結合組織、特に肌、髪や爪の強さに重要です。このことから、シリカを補給することで骨折後の再生を早めることができます。基本的には、例えば妊娠中や、そけいヘルニアやへそヘルニアの際に、結合組織が切れたり割れたりするのを予防するために用いられます。このほかシリ

カは目の結膜にも重要です。不足すると、光に過敏になる可能性があります。皮膚は重要な分泌器官です。シリカが不足すると、老廃物を排出する汗が濃くなります。シリカは神経路の伝導率を調整します。

○ **適用の範囲**

結合組織の衰え、光や音に過敏、まぶたの痙攣、枝毛、層のようになった爪、坐骨神経痛、足のにおい、(リン酸ナトリウムと結合した)化膿の被包、妊娠線、そけいヘルニア

○ **注　解**

腎臓結石ができる可能性があるので、発汗を抑えてはなりません。(グリューガー博士)

Calc Sulph 硫酸カルシウム

○ **はたらき**

主に肝臓、胆嚢、筋肉に含まれるこのミネラルは、粘膜溶解性で、分泌を助ける役割があります。結合組織の管の燃料として、鬱血した際に用いられます。

○ **適用の範囲**

閉塞性鼻感冒(鼻づまり)、扁桃腺炎や咽喉炎の化膿、膿瘍、フィステルの化膿、リューマチ、痛風、慢性膿巣

12の追加のミネラルと効能

次にあげる12の追加のミネラルは、分析方法がまだ進歩していなかったためにシュスラーが確認できなかったミネラルを、シュスラーの治療法に使用するものとして加えたものです。追加のミネラルのうち2つは特に重視されているので、ここでは個別に紹介します。

Kali Iod ヨウ化カリウム

○ **はたらき**

血液の組成に影響を与えるミネラルで、高くなった血圧を下げたり、心臓や脳の活動に刺激を与えたり、食欲や消化を増進させたりします。甲状腺の障害の治療薬としても用いられます。

○ 適用の範囲

慢性の咳や、痙攣のような咳(喉に異物がつかえているような感覚がある)、首を絞められて喉を圧迫されているような感覚、気分が滅入る、涙もろい、うつ状態、甲状腺腫、動悸、汗が噴き出す、めまい、神経過敏、意欲の低下が続く

Calc Carb 炭酸カルシウム
○ 適用の範囲

過労状態、意欲の低下が続く、疲労困憊。山地で生活する場合も、このミネラルをとくに消耗するようです。

名　前	主な適用範囲
Kali Ars 亜ヒ酸カリウム	皮膚、衰弱状態、痩せすぎ
Kali Brom 臭化カリウム	皮膚、神経系、鎮静剤
Kali Iod ヨウ化カリウム	甲状腺
Lithium Mur 塩化リチウム	痛風やリューマチ、重い神経障害
Mangan Sulph 硫酸マンガン	鉄分の吸収をたすける
Calc Sulph 硫酸カルシウム	体重減少を伴う疲労
Cuprum Ars 亜ヒ酸銅	疝痛、腎臓疾患
Kali Alumina Sulph 硫酸アルミニナカリウム	腸のはりによる疝痛、神経系の障害
Zinc Mur 塩化亜鉛	代謝障害、月経障害、神経症
Calc Carb 炭酸カルシウム	疲労、老化が早い
Nat Bicarb 炭酸水素ナトリウム	胃酸過多、老廃物の蓄積
Ars Iod ヨウ化ヒ素	皮膚(じくじくした湿疹、青少年のニキビ、肺の疾患)

シュスラー塩（ティッシュソルト）の服用方法

　ミネラルは各容器から必要な分だけを取り出し、一日数回に分けて服用します（※各メーカーによって用法・用量が異なりますので、必ず確認してから服用してください）。一錠ずつ口の中で溶かすのが最適です。何錠かを同時に口に入れてもかまいませんが、効果は少し下がります。体がミネラルを必要としている度合いが高ければ、それだけ溶けるのが早かったり、甘く感じたりします。これら両方のことが同時に起きる場合もあります。ミネラルは水に溶かして一口ずつ飲んでもかまいませんが、その際はなるべく長く口内に含んでから飲み込むようにしてください。有効成分が、口腔粘膜や喉の粘膜から吸収されるからです。胃で吸収すると、胃酸によって成分が変化してしまいます。

■ヒント
生活している場所によって、必要となるミネラルの量が多少異なってきます。

● 糖尿病の方へのアドバイス

　炭水化物含有量（BE）にたいするミネラルの量の目安は、さまざまな説があります。1BEにつき10から12錠とする考え方もあれば、30錠という人もいます。糖尿病の方の場合は、ミネラルを水に溶かして服用するのが最適です。水には、錠剤に含まれるラクトース（乳糖）が最大で6％しか溶けないからです。溶かす際はまず、コップに水を注ぎ、静かにミネラル錠を入れます。このとき、かき混ぜないようにして下さい！　それでもラクトースが少し溶解しますが、極端な場合を除いては、気にするほどの量ではありません。ミネラルを溶かした水を、スプーンですくって一口ずつ口に入れてください。

アドバイス
ミネラルは、体内時計、つまりバイオリズムや、月の満ち欠け、またその他の基準にしたがってとってもかまいませんが、無用に服用方法が複雑になるので、特殊な場合以外は必要ありません。

ラクトース（乳糖）の摂取と、起こりうる問題

　シュスラー博士の組織塩の運び手であるラクトース（乳糖）は、我々

にとってとても重要なテーマです。ラクトースはミネラルの吸収を助けます。

ラクトースは2種類の糖、グルコースとガラクトースが結合した二糖類です。ラクトースは主に、牛乳に含まれており、乳清から精製します。ラクトースは食品産業と制約産業では補助の原料として用いられ、インスタントスープやソース、ミックススパイス、ハムやソーセージ、砂糖製品、焼き菓子、チョコレート製品、錠剤やカプセルにも使われています。

ラクトースは胃腸で、腸内のラクターゼ（乳糖分解酵素）によって分解されます。ラクトースは水には1:5の割合で、沸騰させたお湯には1:2.6の割合で溶かすことができます。9.75％のラクトース溶解水は、人間の血液と同じように浸透します。

ラクトースを摂取したときに腸内のラクターゼが不足していると、著しい消化不良の症状を起こすことがあり、これを「乳糖不耐症」と呼んでいます。

● 牛乳と乳製品におけるラクトース含有量（参考例）

	ラクトース含有量 g/100g
牛乳	4.5〜5
プレーンヨーグルト	3.2
発酵乳・ビヒズス	3.6
コンデンスミルク	10.2
アイスクリーム	7
生クリーム（乳脂肪分35％）	3.2
コーヒー用クリーム	3.8
乳清	5
バター	0.6
カマンベールチーズ	0.1
硬質チーズ	0

乳糖不耐症の症状

腹部痙攣、下痢、腸内ガスがたまる、腹部の膨満などが、乳糖不耐症の症状です。ラクトースをとりすぎると、これらの症状が起きることがあります。

大人の乳糖不耐症は、子供の頃には十分にあった乳糖分解酵素のラクターゼが、不活性化することにより生じます。乳離れしてから、腸内で生産するラクターゼの量は年々減っていきます。

慢性的な乳糖不耐症の治療には、β-ガラクトシターゼを滴薬かチュアブル錠でとることができます。その際は、ラクトースをとるときは毎回、事前にガラクトシターゼをとるようにしましょう。

ラクトースの消化

腸内のラクターゼが少なすぎると、消化されなかったラクトース、つまり分解されなかったラクトースが大腸まで届きます。ラクトースの浸透圧が高いので、大腸へと大量の水分が流れこみ、加えて大腸内の菌がラクトースを分解します。このとき短鎖脂肪酸や乳酸が発生し、大腸内のpH値、ならびに肺から吐き出される水素、二酸化炭素、メタンは酸性が強くなります。これらはすべて、上述の乳糖不耐症の症状をもたらす可能性があります。

クローン病の方も、気をつけてください。二次的なラクターゼの欠乏が起き、症状を悪化させることがあります。

便秘にたいするラクトースの効果

一日に2〜3回から、週3回までの便通は、普通のものと見なすことができます。次のリストのうち2つ以上が当てはまり、少なくとも3ヵ月間その状態が続いているとき、便秘といいます。

- 便通は週3回未満
- 便通の際、お腹を強く押す必要がある
- 便を出し切っていない感じがする
- 詰まっている感じがする
- 排便に補助が必要である(洗腸、浣腸など)

便秘の治療のためには、まず生活習慣を改善する必要があります。

もっと身体を動かしたり、繊維質の多い食事を取ったり、野菜中心の食事にしたり、果物をとったりすることは、自然なお通じを助けます。水分補給も増やすとよいでしょう。ラクトースは、慢性の便秘を治したり改善したりするのに役立つかもしれません。ラクトースを分解する際、乳酸、酢酸、蟻酸、二酸化炭素が発生します。ラクトースの浸透圧効果によって液体が増えるため、胃で消化され粥状になった食物の量が増えます。大腸で生じる乳酸はさらに浸透作用を強め、全体の通過時間が短くなります。その結果、お通じが良くなり、便の量も柔らかさも増します。これに加えて乳酸は、重要なラクトバチルス菌群の成長を促進します。肝臓も解毒のはたらきにおける負担が減ります。服用の際には上述の禁忌に注意しましょう。

　ラクトースは常用してやめられなくなることはありません。味はサッカロース（ショ糖）の3分の1ほどの甘さです。虫歯の心配はありません。ラクトースは小腸でようやく分解されるため、虫歯の原因となる性質は、サッカロースより格段に少ないのです。

糖尿病患者の方にとって重要なこと

　ラクトースは、糖尿病の方もとることができます。ラクトースをとると、果糖をとったときよりも血糖値を上昇させます。加えてラクトースは、BE（炭水化物含有量の単位）の計算の際に炭水化物として扱う必要があります。1BEは炭水化物12ｇに相当し、0.25ｇのシュスラー博士の組織塩を48錠（※ドイツで販売されているものの場合）とったときの値です。1BEから最高3BEを一日に分けてとるならば、一般に許容範囲内といわれています。

シュスラー塩（ティッシュソルト）の配量

　ミネラルの服用にあたっては、基本的に適正な量というのはなく、また正しい取り方というのもありません。ひとりひとりが自分の適正量と摂取方法を、様子を見ながら自分で見つけていくとよいでしょう。以下の点に注意しながら摂取して下さい。

　●子供や、特に敏感な方は、記載されている量のおよそ半分の量か

らとり始めて、期待している成果が出なかったときにのみ、量を増やしてください。
- ●年配の方や、とることに抵抗がある方は、最初はごく少量（製品に記載されている量の3分の1から4分の1）から始めて、推奨されている量になるまで徐々に増やしてください。
- ●とる分量に、上限はほとんどありません。製品に記載されている量よりも多くとりたい方は、自分の感覚で判断して増やす量を考えてください。
- ●ある一定の量のミネラルをとったとき、最初はものすごくミネラルが欲しくなり、場合によっては中毒かと思うくらいの欲求が生じることがあります。そうすると、ミネラルの依存症になるのではないかという疑問がおきるでしょうが、そんなことはありません。最初に強い欲求が起きるのは、それだけミネラルが不足していたということの表われでしかありません。
- ●最初に摂取したときに拒否反応が出た場合は、まず分量を減らしてください。

● 嫌悪感が出たときにどうするか

シュスラー塩をとり始めた時期に、一度とるのを休むと何か物足りないような感じが少しします。そしてとり続けているうちに、とるのを忘れてしまったり、あるいはとりたくない気分になってしまうことがあります。この感覚には、正直になってください。推奨されている量を無理に守り通す必要はありません。嫌悪感は、何かが合っていないということの表れなのです。嫌悪感は、さまざまな要因によって起こりえます。

- ●分量が多すぎるので、嫌悪感がなくなるまで分量を減らす。
- ●配量がすでに合わなくなっている。顔の分析を再度行ったり、ほかのミネラルが不足していないかを調べたりする必要があります。
- ●拒否反応が強い場合は、インターバルを入れてください。

我々は、身体の声にもっと耳を傾ける必要があります。自分自身の体の声を聞けるのは、自分しかいません！

● 他の治療法との相互作用

　ミネラルは、身体に不足している燃料を補給します。したがって当然、他の医薬品——逆症療法、同種療法(ホメオパシー)や、バッチ博士のフラワーエッセンスなど——と一緒にとることができます。シュスラー塩は、治療の邪魔になるということはありません。その反対に、治療を補助するばかりか、促進します。

　なかには矛盾したことや、それどころか正反対のことが書かれている本もたくさんあります。そのときは惑わされないようにしてください。

　シュスラー塩は、乳児にも与えることができます。レメディーを水で溶いて粥状にし、子供の口に入れるか、哺乳瓶に入れて与えてください。ただし哺乳瓶で与えると、効果は弱くなります。

> 基本的に、すべてのミネラルを混ぜてとることも可能です。　　アドバイス

治療の過程で表れる反応

　レメディーを服用したときに、ある程度強い反応が繰り返し出ることがあります。短い期間ですが、調子がよけいに悪くなったように見受けられて、思い違いをして服用をやめてしまいます(37ページ以降参照——健康には代償が必要)。

　なんらかの反応は、たとえば普段と違う場所で眠ったとき、鏡を片付けたとき、精神的な緊張が解けたときなど、環境の変化によって出ることもあります。

反応の原因

　まずは反応の原因について述べます。身体はどんなことがあっても、どんな負担がかかっても、可能な限り生命を維持します。しかしそのような負担がかかると、生き生きとした状態を妨げます。すると、身体のさまざまなところで切り詰めを行います。身体の活力を制限して切り詰めることは、われわれ人間の生命力が持つ驚くほどの賢明さに

したがって行われます。しかしこれは、意識に上らないレベルで行われています。

切り詰めるときには、優先順位があります。まずは髪、爪、歯や骨などの、生命の維持に絶対に必要とはいえないところに、適切な供給が行われなくなったり、あるいは不調だったところが治らなくなったりします。身体に必要な基礎物質やエネルギーが少なすぎて、傷や疾患が治らないからです。しかしなぜ、身体のミネラルやエネルギーが不足するのでしょうか。

われわれは、体内組織の中でなにか障害があるために病気が発生すると考えます。病気はわれわれの日常生活の邪魔をするもので、伝統的な医療では薬剤を使って病を取り除きます。痛みは鎮痛剤によって、熱は抗生物質によって、すぐに抑えられます。これらの処置により、急速に、表向きには回復します。しかし実際には、体内の治癒のプロセスは抑制されたり、妨げられたりし、またあらゆる有害物質や病気を引き起こす物質の排除も妨げられます。また、本当の原因は見極められないままになります。

はじめのうちは、体内の解毒器官はそのような負担をまだ克服できます。ただしそのための力がたくさん必要です。強い薬をとった後にも、まだ数週間、疲労が残っていることを考えてください。しかし解毒器官が疲労していると、薬の老廃物を排出することがもはやできません。

しかしこの老廃物は、血液、リンパ液など、体内組織の液から取り除かなければなりません。そのための唯一の方法は、体細胞内に層にして沈積させることです。毒素は細胞内にしだいに積もっていき、体内で疾患を予防するシステムがダメージを受ける原因となります。薬剤や、病気を引き起こす物質、身体に負担をかける物質などが体内に大量にたまっていると、薬アレルギーや食物アレルギーになったり、身体を動かせなくなったり、さらには慢性の病気になったりします。

加えて、眠るときの状態が悪いことによる負担が、有毒物質の滞留をさらに助長します。眠るときの状態が悪いとすぐに、いつも疲れていると感じるようになります。体内組織が、解毒や老廃物の排出を適切に行えなくなるため、何時間眠っても、疲労感は増します。

すると、身体に負担をかける物質すべてが、内側から圧迫するようになり、外側からは「すべてのこと」（薬、生活習慣、ストレス、義務、病気への不安など）が苦しみを与えます。

健康には代価が必要

　このような悪循環を断ち切りたければ、健康になるために違う方法を探らなければなりません。良い睡眠をとれる状況を模索し、活力を得られるよう努力し、シュスラーの組織塩で、解毒のための物質と、健康を取りもどすための燃料を体に取り込みます。

　上記のすべてのことで、身体の回復へのプロセスが始まります。除去すべき毒素はすべて排出され、調子を悪くしていた箇所は修復されます。このプロセスにはミネラルがたくさん必要で、特に体温を少し上昇させる**Ferr Phos**（リン酸鉄）、鼻かぜを引き起こす**Nat Mur**（塩化ナトリウム）、腺のはたらきを助け、痰がからむ咳を引き起こす**Kali Mur**（塩化カリウム）が用いられます。

　反応の第一段階は、体液（「メインの貯蔵庫」と短期間の「貯蔵庫」）に関係します。そのあとの短期間は、調子が良くなります。

　第二段階になると、体細胞の中にせき止められていた物質が移動し始めます。あらゆる苦痛、傷や病気も表出します。病気がまたぶり返したかのような印象を受けることもあります。もちろん、また病気になったわけではありません。ただし、病気のときと同じような感じ、病気に付随する症状が出たような感じを受けることがあります。しかし状況は変わっているのです。このあと毒素を取り除いていくことができます。

　毒素の層の除去は、「あとずさり」するように行われます。つまり、新しい層から古い層へ、という順で分解されていくのです。このプロセスはかなり長くかかるかもしれません。浄化の時期には、何度も中休みが入ります。

　活力がもどり、楽になります。これは効果が出ているサインです。苦痛は以前ほどひどくなくなります。特にはたらきかけがなくても、不調になったり、また良くなったりします。これは例えば、喫煙をやめたときに起きる問題と似ています。

禁煙するときも、身体の健康にとって良いことをしているにも関わらず、さまざまな問題に取り組まなくてはなりません。

「バイオロジカルな」療法では、身体が本来持つ抵抗力を活発にし、サポートし、築こうとします。身体に負担をかけている物質が排出されるようにすることで、体内の毒素や疾患がなくなっていきます。これが健康になるということです。健康であることは、「不調ではない」ということとは違います。それならば一般に行われている、不調の抑制と同じです。

シュスラー塩（ティッシュソルト）の外用

お 風 呂

シュスラー博士の組織塩（ティッシュソルト）をお風呂のお湯に溶かします。このとき、ミネラルをそれぞれ10〜20錠を使ってください。手浴（ハンドバス）や足浴（フットバス）には、合計して15〜20錠をお湯に入れて溶かしてください。ミネラルは、「症状別ミネラル一覧」についてのページ（114ページ以降）または各ミネラルの効能（22ページ以降）にもとづいて選びます。

ミネラルは、全身浴のほか、足浴、前腕浴、手浴にも用いることができます。入浴の長さは10分以内にとどめてください。部屋（浴室）を暖かくし、フットバスにするときは膝の上にブランケットなどをかけることが大切です。

入浴などをしているときは、リラックスして心身がほぐれます。したがって、他のことに気が散ってしまうことのないよう、居心地の良い雰囲気にする必要があります。特にテレビはつけないようにし、読書もしないほうがいいでしょう。リラックスするような音楽をかけるとよいでしょう。

入浴などをしていると、自分の身体に出るシグナルや感覚にひたることができます。自覚が促され、そのことから自分の命に負担がかかるような危険が少なくなります。

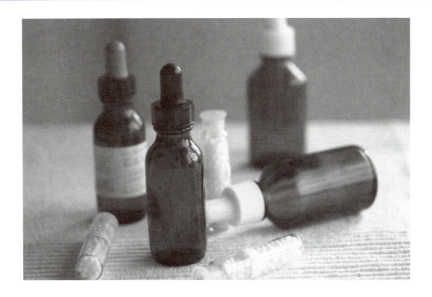

洗　浄

　浴用たらいを用意し、必要なミネラルを溶かします。洗浄は、頭部または全身など、病気になっている部位に行うことができます。これは特に、寝たきりの人や熱が出ている人、床ずれのおそれがある人の肌の手入れに適しています。

湿　布

　溶かしたミネラルは、皮膚を通じてとてもよく体に吸収されます。このとき気をつけることは、塗り薬に含まれる効果物質は錠剤よりもはるかに少ないということです。したがって、ミネラルをたくさん補給する必要があるときは、粥状にして直接皮膚に塗るとよいでしょう。
　綿棒、ガーゼの包帯や布(湿布)を、ミネラルを溶かした水に浸すか、錠剤を粥状にといたものを使います。この方法は特に、まだ乾いていない傷の治癒に向いています。ただし大きな傷の場合は、必ず医師の指示を仰いでください。

アドバイス	粥状に溶いたミネラルがすぐに乾燥しないよう、ミネラルを塗った部位にラップなどをかぶせましょう。

軟膏・ジェル・クリームジェル

軟　膏

　すべてのミネラルは、軟膏、ジェル、クリームジェルの形で調合されたものがあります。ここでは特に、これらの材料に注意します。ラノリン（羊毛脂）の誘導体のような有機化合物は、皮膚に吸収されるのがあまり早くなく、つやのある薄い層ができるにもかかわらず、よく利用されています。軟膏の容器には、金属製のものは使わないで下さい。

　軟膏は、一日に何回か、ごく薄く塗るか、すり込むか、1ミリくらいの厚さを塗ったりします。これに包帯を被せておき、必要に応じて取り替えます。特に夜、この方法をとるとよいでしょう。

　どの軟膏、そしてどの塗り方にするのかは、疾患に応じて選びます。痛みがある場合は、細心の注意を払いながらごく薄く塗り、なるべく頻繁にまた塗ります。消毒済みの、まだ乾いていない傷には、治療薬として手軽に使用できます。ただしこの場合は、脂を含まないため、ジェルを使用するとなお良いでしょう。

● **軟膏基材**

　鼻孔に塗るための軟膏を調合するときにパラフィンオイルを使うことは、禁止されています。パラフィンオイルの吸入、とくに肺への吸入は、健康を害することがあるからです。したがって調合の材料にはパラフィンオイルを使わないほうがよいでしょう。

　薬が皮膚を通じて組織に吸収される度合いや、皮膚の深部への効き目は、軟膏基材によって違います。シュスラーの組織塩には、水分を含む軟膏が向いています。

　脂質の成分によって、Water in Oil（油中水滴型）エマルション（乳濁液）ができます。軟膏を皮膚に塗ると、エマルションから水とミネラルの成分が離れることによって、ミネラルが皮膚に届けられます。脂

質の成分は肌のケアをするので、とくに鱗のように剥ける皮膚や、肌のひびわれなどに用いることができます。ただし油分を使いたくないときや、特に皮膚の深部まで作用させたいときは、ジェルを用いたほうがよいでしょう。

ジェル

ジェルは親水性の基材です。軟膏とは違い、ジェルを使うとミネラルが特別早く、深くまで皮膚組織に浸透することが可能です。ジェルがオイルフリーで、水分の割合が高いからです。

ジェルは特に、即効性や、深部への効果が求められるとき(例えば関節の疾患など)、また脂質の成分を使いたくないときなどに向いています。

クリームジェル

慢性疾患(静脈瘤など)向けに、比較的長期にわたって使用するときは、油分補給をする成分を追加するのが望ましいです。追加しても、ジェルの集中的な深部への効果は失われません。

軟膏・ジェル・クリームジェルの症状別ミネラル

Calc Flour フッ化カルシウム

組織の硬化、瘢痕組織、リンパ結節の硬化、腺の硬化、静脈瘤、痔、靭帯損傷(動揺関節)、角質、ひび割れ、爪の癒着、爪床の化膿

Calc Phos リン酸カルシウム

筋痙攣、首筋のけいれん、緊張性の頭痛、激しい咳(特に子供)、動悸、発汗過多、骨折、昔の骨折部位の痛み

Ferr Phos リン酸鉄

「応急処置」に、けが、打撲傷、(腱、筋肉、靭帯の)過度伸展、炎症、脈打つような痛み、発赤、熱(表面組織の発熱・ほてり)、腫れ、擦り傷、関節炎、急な痛み、日焼け、やけど(塩化ナトリウムと一緒に)

Kali Mur 塩化カリウム

（白っぽく粘性の強い、糸を引くような痰が出る）咳、粟粒腫、赤ら顔（毛細血管拡張）、クモ状血管腫、静脈瘤、癒着、腱鞘炎や粘液嚢の緩和

Kali Phos リン酸カリウム

治りにくい傷や悪臭のする潰瘍、傷口の壊死、関節の挫傷（塩化ナトリウムと一緒に）、運動のしすぎ（テニス肘、ゴルフのしすぎによる肩の疲労など）重い筋肉疲労、心臓の負担、体の各部位や顔面の麻痺（この場合は、深部まですばやく浸透するジェルをお勧めします。ジェルは該当箇所の表面に塗ります。試してみる価値はあります。）

Kali Sulph 硫酸カリウム

表皮の形成、皮膚が鱗のようになってはがれる、肌のケア、化膿して粘液状になった分泌物がでる皮膚（湿疹、神経性皮膚炎、乾癬など）、筋肉痛、上腹部の圧迫感、黄茶けた色の鼻水、鼻・耳・副鼻腔・前頭洞・上顎洞から黄茶けた色の粘液が出たときは外用します

Mag Phos リン酸マグネシウム

急激に起きる、鋭く位置がすぐに変わる痛み（特に疝痛、腎結石、胆石、膀胱結石、鼓腸によるけいれん、胃痙攣、月経によるひきつけなど）、いらいらするような皮膚のかゆみ、偏頭痛が始まったときには首筋や額、こめかみに塗る、狭心症には胸郭の心臓の辺りに塗る、無意識の緊張が原因で起きる腕と脚の血行不全

Nat Mur 塩化ナトリウム

じくじくした発疹（分泌物がひりひりする）、軟骨の悩み、腱、靭帯、痛風、椎間板の損傷、虫刺されにはリン酸カルシウムも入れた虫刺され用ジェル（反応が強すぎるときはまず粥状に溶いたミネラルを塗る）、鼻の粘膜の腫れや乾燥には鼻用ジェルを用います

Nat Phos リン酸ナトリウム

皮膚が脂っぽい、にきび(特に皮膚の中で節のようになったもの)、吹き出物、膿瘍(感染の膿瘍)、リンパ腺が腫れる、リューマチ性の腫れ(特に小関節)、治りの遅い傷

Nat Sulph 硫酸ナトリウム

老廃物がたまったことによる手足のむくみ、(黄緑色で水っぽい)水泡、太陽アレルギー、いぼ(塩化カリウムと一緒に)、凍傷、肝臓や胆嚢の悩みに

Silica シリカ

ふさがった傷の化膿(リン酸ナトリウムと一緒に)、しわ(特に予防に)、結合組織の機能不全、結合組織の断裂(妊娠中の予防に)神経性の痙攣、そけいヘルニア、へそヘルニア

Calc Sulph 硫酸カルシウム

痛風、リューマチ、ふさがっていない傷の化膿

四季折々の組織塩療法

昔から、四季は人間に大きな影響を与えてきました。これは特に、現代まで影響を残している神話の中にも見て取れます。

昔

その昔、冬は寒くて食糧が手に入れにくいことから、人間にとっては大きな苦悩を強いる、災いだらけの季節でした。この「災い」はよく、恐ろしい表情のお面で表現されました。ドイツの山地では「シアヒペルヒテン」というものがよく知られています。これは晩秋または冬のはじめに、「シェーンペルヒテン」という良い精霊を厳しい戦いの末、追い出してしまいます。また春には同様の戦いが行われ、春や夏の良い精霊が、あらゆる生命を追いやっていた冬の精霊に打ち勝ちます。

自然の移り変わりに合わせたお祭りは、宗教的なお祭りに受け継がれました。こうして現在は、秋から冬になるころには聖ニコラウスのお祝いをし、冬至にはクリスマス、また春には生命の復活のしるしとして復活祭を祝います。

現　代

人類は、冬の重苦しさを、試練ととらえて克服してきました。周期に合わせて生活していれば、季節が及ぼす影響というものは、人生における変化を与えるということです。変化し続ける自然のなかにひたると、充実が得られ、何より人々を生き生きさせます。

照明が普及したことで、冬の長い晩も、快適なものになりました。また衣料品の質も良くなったことで、冬でも軽くて暖かい服装ができるようになりました。冬の寒い時期には、オペラやコンサートのほか、本来は生命の復活を祝っていた謝肉祭の催しなどがあります。

現代では、一年を通してあらゆる食料品が手に入ります。このことにより、人によっては栄養に関係するリズムが狂ってしまいました。しかし食事に注意を払う人は、身体と、季節ごとに必要なことに合わ

せています。

　子供たちにとっては、学校の休みが季節に合わせてあると有意義です。例えば夏休みのような長い休暇は、遊んだり発見したりするよい機会です。

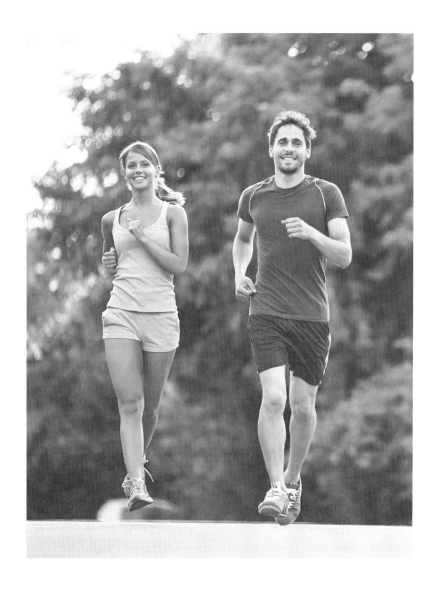

四季折々の組織塩療法

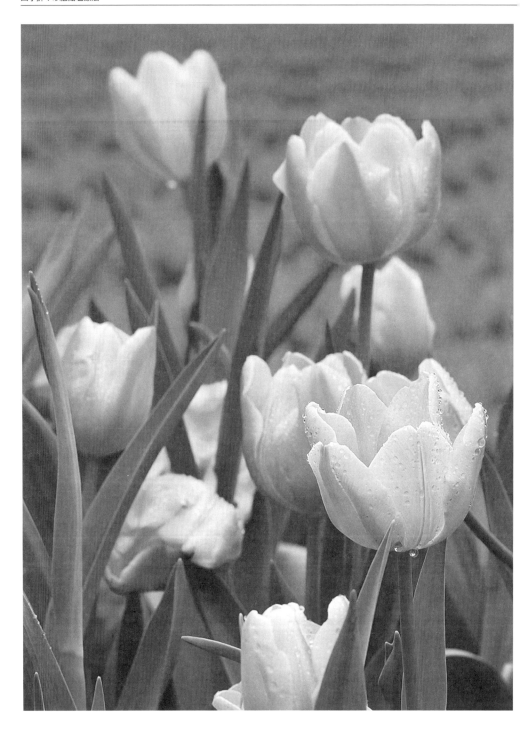

春

色：緑　**シンボル**：誕生

　新たなものが生まれ——自然が目を覚まします。既に雪の下、最初は見えないところで、植物は芽生え始めています。これは人間においてもいえることです。見えないところで成長し、後に行為という形で現れます。

　春は、ふたつの時期に分けることができます。最初の時期は、雪はもう解けているのですが、緑や春らしい色はまだ現れていない時期です。人間は、自然環境における色彩から大きな影響を受けるので（84ページ「秋」の項目も参照のこと）、この時期はまだ少し負担がかかります。

　後半の時期には、草木が芽吹き、花が開いたりします。春らしい色彩が、最初は控えめに、後には満開になって表れます。

　春の特別なテーマは「春のけだるさ」と呼ばれるものです。人によっては、冗談交じりで「冬眠がそのまま春のけだるさになった」と言う人もいます。冬眠でも春のけだるさでも、必ず注意すべきことがあります。それは「燃えかすがたまる」ということです。「燃えかす」とは、体温を作り出すための燃焼において残ったもののことです。通常の身体の機能をすることによってだけではなく、身体の外からも負担になる物質が少なからず入ってきます。

　主に、いたるところに存在する、空気中、水中、また食物に含まれる有害化学物質によって、免疫システムや神経系が損なわれ、健全なホルモンの分泌が妨げられます。ドイツ人の4人にひとりはすでに免疫システムが弱っていて、アレルギーに悩んでいます。そして、病気の数が増えているのは、体内の有害物質が蓄積され続けていることの表れです。

　冬は、「燃えかす」や身体に負担を与える物質がほとんど排出されないので、春が始まる時期は体内の大掃除をするとよいでしょう。大掃除は、食事を適切に変えることによって行うことができます。例えば

流行性感冒症により、体内組織における措置がとられたときは、残念ながら、大掃除が意図せずに行われることがよくあります。シュスラー塩を予防として事前にとっておけば、断食療法ほどの効果が期待できることがよくあります。この季節は、湿疹や皮膚の病気による負担も増えます。

春になって自然界の生命が目覚めることは、繊細な人や身体が弱い人にとって最も負担になります。冬には「眠っていた」自然は、春に新たな力を得て目覚め、エンジンがかかります。人によってはこのことから調子が悪くなります。このような悩みも、シュスラーのミネラルから適切なものを服用することで予防できます。身体がより丈夫になり、「健康のストック」が増えます。体内組織は、新たに目覚める生命を、自分に役に立つよう利用することができるようになり、春の掃除を始めることができるのです。

3 月

冬の脂肪

すでに3月に、ビキニ・シーズンに向けての準備が始まります。冬はたいてい運動不足になり、食事を必要以上にとってしまいます。こうして「年輪」が増えてしまうのです。ちなみに、冬の間、身体は主に体温を保つようにできているということを見過ごさないようにしましょう。現代では暖房設備が充実しているので、もう必要がないことなのですが、数千年前から続いてきた自然の法則というのは、数十年で変わることはありません。

身体は熱を発する必要があるときは、身体に負担となる物質を排出するはたらきが手薄になります。負担となる物質は新しい組織に貯蔵され、皮下脂肪ができ、冬が終わるころにはこの皮下脂肪をなくさなくてはならなくなります。

● **断食療法**

断食療法を行うときは、とくに注意が必要です。断食は、あまりに気軽に行われることが多く、場合によっては身体に重い負担がかかっています。とにかく断食療法を行う際には、しっかりと教育を受けた

断食の指導者か医師の付き添いのもとで行ったほうがよいでしょう。

　適切な準備をせずに、ミネラルによる断食療法を行うべきではありません。断食は、非常に大量のミネラルを消費します。断食をしているうちに舌の表面に白いものがつきますが、これはその証拠のひとつです。なかには、これは断食がうまくいっている証拠だという人がいますが、実際はKali Mur(塩化カリウム)がかなり不足しているからなのです。口臭はKali Phos(リン酸カリウム)が不足していることが考えられます。断食療法の後で無性にチョコレートが食べたくなったら、Mag Phos(リン酸マグネシウム)が不足しているということです。

　断食の際は、腸の浄化をうまく行う必要がありますが、浣腸だけでは不十分です。断食をすると、腸の機能が逆戻りします。体内組織が腸を通じて毒素を排出します。この毒素は、**グラウバー塩(天然の硫酸ナトリウム)またはエプソム塩(硫酸マグネシウム)**を通じてのみ、徹底的に排出することができるものです。とくに重要なのは、十分な水分をとることです。

● 春のけだるさ

　冬の間、身体にとって必要不可欠な「燃焼のはたらき」によって生じる多くの代謝産物が体内に集積します。これらは体内組織内の「ごみ捨て場」や、細胞内にも蓄積します。暖かい服装をしたり、運動不足になることから、身体からの排出が激減します。春になって活力が戻ってきたとき、蓄積されていた物質は、代謝のなかに組み込まれ、排出されるようになります。これが、特に春になると出る疲労感の理由です。したがってまさにこの時期に、体内組織の浄化活動を促すための療治を行うとよいでしょう。体内の老廃物がかなり減少すると、スリムになったり身体が軽くなった感じがして、気分もよくなります。

● 体内浄化療治

　シュスラー塩の助けをかりながら体内の老廃物を排出したい人は、次に示すコンビネーションを毎日続けて1週間以上服用すると良いでしょう。

提示されているミネラルのコンビネーションは、浄化療治中や減量中に適しています

ミネラル	効　果
Ferr Phos リン酸鉄	体内の活発な運搬を促進する
Kali Mur 塩化カリウム	あらゆる有毒化学物質、 特に体内に蓄積された薬剤を除去する
Kali Phos リン酸カリウム	殺菌作用があり、体内に蓄積されたすべての 強い有害物質を除去し、身体の再生を促す
Kali Sulph 硫酸カリウム	すべての老廃物を細胞から取り除く
Nat Mur 塩化ナトリウム	体内の有害物質、ならびに金属の蓄積物を取り除く
Nat Phos リン酸ナトリウム	尿素に含まれる酸（身体に負担をかける）を排出させる
Nat Sulph 硫酸ナトリウム	肝臓による「燃えかす」を、 大腸を通じて排出するように促す
Silica シリカ	結晶になって蓄積された尿酸を、排出する

● 減　量

　脂肪組織には、体内で変質させることができない老廃物が蓄積されています。この観点からすると、脂肪組織の増加は老廃物が過剰になっていることが考えられます。これは例えば向精神薬、コーチゾン剤、ホルモン剤などの強力な薬剤を服用したときに見られます。このような場合は短期間で体重が増えてしまいます。

　断食療法で減量する際には、組織が分解されなくてはなりません。このとき、組織に含まれる老廃物や身体に負担をかける物質が解放されます。食事を絶って腸の浄化が徹底的に行われると、体内に過剰に蓄積された物質がいくらかは片付けられるでしょう。

　適切なシュスラー塩、特に Nat Sulph（硫酸ナトリウム）をとって体内組織を支えることは、大変重要です。そうしないと、負担となる多くの物質が体内に残り、栄養を再び取り始めたときに、また体内組織に蓄積されてしまいます。すると、努力して減らした体重も、短期間

でまたもとに戻るばかりか、体重は断食する前よりもさらに増えてしまうことになります。

● 新陳代謝

春だけではなく、例えばクリスマスやお正月、お祝いのシーズンなど、年間を通して代謝には負担がかかっています。これらの時期には、新陳代謝に負担がかかる老廃物だけではなく、酸塩基平衡の異常も表れます。たいていの場合、身体にはたんぱく質の過剰により負担がかかっています。そこへ脂肪が補給されると、酸過多に対して必要なリン酸ナトリウムが不足するため、まったくバランスがとれなくなってしまいます。

4 月

鼻 か ぜ

鼻かぜは、細胞内の**塩化ナトリウム**が不足することでなります。**塩化ナトリウム**は体内で、とくにムチンを結合させます。つまり粘膜の形成を担当しているのです。**塩化ナトリウム**が不足すると、粘膜から粘液が放出されてしまいます。不足しなくなると、鼻かぜは治まります。

透明の鼻水が出る鼻かぜは、**Nat Mur（塩化ナトリウム）**が必要です。早い時期に高い効果を期待する際は、頻繁に服用するとよいでしょう。ただし場合によっては効果が感じられるまで、1日から2日かかるかもしれません。鼻の粘膜に補給される前に、身体のもっと重要な他の組織でこのミネラルを必要としている場合があるからです。

鼻かぜにかかり始めのときにミネラルをとり始め、効果が非常に早く出始めた場合は、15分から30分おきにとれば十分です。治りかけのときも同様です。

感　冒

鼻水のほか、体温が少し上がったり咳も出るときは、健康への影響がさらに進んでいるということです。このときは、さらにもう2種類のミネラルがかなり不足しています。軽い発熱には、Ferr Phos（リン酸鉄）をとる必要があります。咳にはKali Mur（塩化カリウム）をとる必要があります。

成長の悩み

春にはすべてのものが成長します。もちろん子供もぐんと成長しますが、突然、関節が痛み、とくに膝の関節の悩みを訴えることがあります。このときはよく、Calc Phos（リン酸カルシウム）を使います。はじめは頻繁に、それからは少しずつ間を空けてとります。加えてCalc Carb（炭酸カルシウム）をとってもよいでしょう。骨が非常に軽くなったり、組織がゆるくなることは、ミネラルを毎日とることでかなり予防できます。

ミネラル	効果
Calc Flour フッ化カルシウム	骨の表面やあらゆる弾性組織に
Calc Phos リン酸カルシウム	骨、血液、筋の形成、 たんぱく質の調整
Ferr Phos リン酸鉄	新陳代謝の活性化
Kali Phos リン酸カリウム	体内組織をつくり、 強化するためのエネルギー運搬
Nat Mur 塩化ナトリウム	Kali Phos（リン酸カリウム）とともに、 粘膜、軟骨、腱、靭帯をつくる。 組織形成に不可欠
Silica シリカ	あらゆる体内組織、 とくに結合組織の構成要素として不可欠
Calc Carb 炭酸カルシウム	体質の改善

春に多い抜け毛

冬は、老廃物や身体に負担をかける物質を身体から排出することがあまりできません。老廃物などは「ごみ捨て場」に蓄積され、力がわいてくる時期、つまり春になると排出されます。そして髪は、「ごみ捨て場」のひとつです。身体は、髪に蓄積された物質がいつか身体から離れていくということを知っています。たとえば髪を切ったときがそうです。

ただし、多くのエネルギーや身体をつくる物質が体内に足りているときは、身体が自ら髪を切り離します。これは妊娠期間を終えた後にも起こります。妊娠中は、身体に非常に大きな負担がかかっていて、身体に負担となる物質が十分に排出されないということがよくあります。するとその物質は「ごみ捨て場」、とくに髪に蓄積されます。そして負担がかかっていた時期が終わるとすぐに、滞っていた再生の作業が始まり、燃料（ミネラル）が足りている分だけ髪を新しくします。摂取のプランは91ページを参照してください。

5 月

新しい生命が生まれる！

妊娠時期のサポート、とくに母体の「貯蔵庫」が使い果たされないようにするために、ミネラルの摂取の際に顧慮すべき、妊娠初期、胎児の発育、出産準備という3つの時期があります。またミネラルは、つわり対策にも用いることができます（54ページの表参照）。

アレルギーと花粉症

アレルギー反応は、有害物質や排出しにくい物質が体内に蓄積され、ある特定の限界（刺激閾）を超えたときに出ます。この状態にあると、ほんの些細なことでもアレルギー反応が出てしまうのです。浄化のための器官のはたらきが弱っていると、吹き出物が出たり、アレルギーや花粉症、特定の食品に対する過剰反応が出たりします。つまり、これらは、身体に負担をかけている物質を片付ける手伝いをする物質が、体内で不足しているということを意味するのです。

アレルギー反応は、体内組織の応急処置です。身体がとても必要と

しているミネラルの、最後の蓄えを使っているということです。このときNat Mur(塩化ナトリウム)が粘膜から放出され、鼻粘膜、目の粘膜、胃の粘膜、腸粘膜の疾患につながります。気管支からはKali Mur(塩化カリウム)が流出し、その結果重い気管支炎になったり、Kali Sulph(硫酸カリウム)の不足をうったえるアレルギー性喘息になったりします。身体に負担をかける物質が皮膚から排出されると、かゆみを伴う湿疹など重い皮膚疾患が現れることが考えられます。

時　期	ミネラル
妊娠初期	Calc Flour（フッ化カルシウム） Ferr Phos（リン酸鉄） Kali Phos（リン酸カリウム） Nat Mur（塩化ナトリウム） Silica（シリカ）
妊娠中期	Calc Flour（フッ化カルシウム） Calc Phos（リン酸カルシウム） Ferr Phos（リン酸鉄） Kali Mur（塩化カリウム） Kali Phos（リン酸カリウム） Kali Sulph（硫酸カリウム） Nat Mur（塩化ナトリウム） Nat Phos（リン酸ナトリウム） Nat Sulph（硫酸ナトリウム） Silica（シリカ） Calc Sulph（硫酸カルシウム）
妊娠後期	Calc Flour（フッ化カルシウム） Calc Phos（リン酸カルシウム） Ferr Phos（リン酸鉄） Kali Mur（塩化カリウム） Kali Phos（リン酸カリウム） Kali Sulph（硫酸カリウム） Mag Phos（リン酸マグネシウム） Nat Mur（塩化ナトリウム） Nat Sulph（硫酸ナトリウム） Silica（シリカ）
つわり、悪阻	Calc Phos（リン酸カルシウム） Kali Phos（リン酸カリウム） Nat Mur（塩化ナトリウム） Nat Phos（リン酸ナトリウム）

以下の花粉症対策のコンビネーションは、毎日、場合によっては一日に数回とるのがよく、またこれ以外のさまざまなアレルギーにも用いることができます。

ミネラル	効果
Ferr Phos リン酸鉄	新陳代謝の活性化をたすける
Kali Mur 塩化カリウム	腺の機能を助け、気管支の負担を減らす
Kali Sulph 硫酸カリウム	細胞に酸素を補給し、 細胞内に蓄積された老廃物を分解する
Nat Mur 塩化ナトリウム	解毒作用、鼻や目の負担を軽減する
Nat Sulph 硫酸ナトリウム	老廃物の排出を助け、 腫れた目にも効果がある
Ars Iod ヨウ化ヒ素	アレルギー体質の改善

アレルギー対策の一環として、はじめに動物性たんぱく（肉、ハムやソーセージ、牛乳や乳製品）の摂取を完全に控えることが絶対必要です。そして症状が改善したら、少しずつ摂るようにしましょう。

神経性皮膚炎

アレルギーといえば、神経性皮膚炎のような症状にも気をつける必要があります。かゆみがあったり、鱗のように皮膚がはがれたり、湿疹ができたりすることもよくあります。神経性皮膚炎は、ストレスによってかかる場合も多く見受けられます。場合によっては気管支痙攣のぜんそく発作が出ることもあります。

神経性皮膚炎は、たんぱく質の摂取を完全に断つことで軽くなります。その際の必要なミネラルの特別なコンビネーションは、「症状別ミネラル一覧」のページに記載しています。

緊張や興奮

シュスラー博士のバイオケミカル療法では、「ホット7」という、緊張に非常に役立つコンビネーションがあります。これらのミネラルは無意識の緊張を軽減させます。

● 「ホット7」

Mag Phos（リン酸マグネシウム）は唯一、特殊な場合のみ使用するミネラルです。7～10錠のレメディーを、沸かしたてのお湯に溶かし、なるべく熱いうちに一口ずつ口に入れます。「一口ずつ」というのは、一度になるべく少量を口に入れ、ミネラルが口腔粘膜から吸収されるように、できるだけ長く口の中に含んでおくということです。金属製ではないスプーンでとるのが最適です。

Mag Phos（リン酸マグネシウム）は「ホット7」の形でとると、とても早く効きます。特に疝痛や痙攣性の痛みを和らげたいときにとるとよいでしょう。

子供の歯が生えかわるとき

新しい歯が生えてくるときに痛みをうったえる子供は多いです。このとき、Nat Mur（塩化ナトリウム）が必要となる軽い鼻かぜを伴うことがよくあります。軽い発熱にはFerr Phos（リン酸鉄）をとるとよいでしょう。あごが押されるような感じがするときはCalc Flour（フッ化カルシウム）がよいようです。Kali Phos（リン酸カリウム）をとると、全体的に調子を整えるエネルギーが強化されます。

ミネラル	効果
Calc Flour フッ化カルシウム	あごの弾力性
Ferr Phos リン酸鉄	熱、痛み
Kali Phos リン酸カリウム	エネルギー、貫く力
Nat Mur 塩化ナトリウム	歯の形成、唾液分泌過多

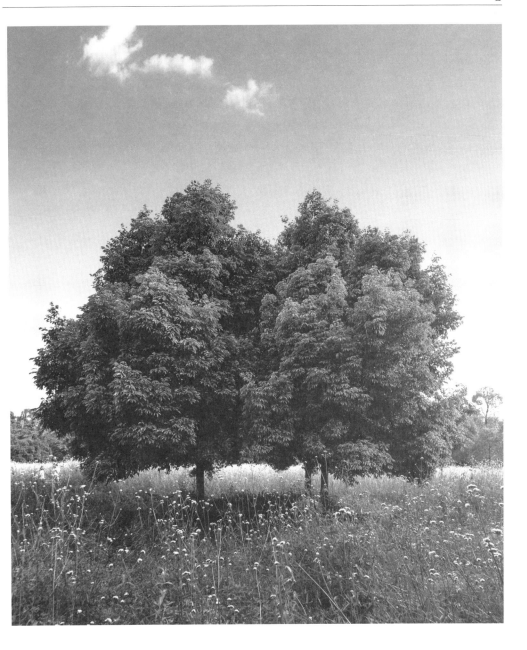

夏

色：黄色　**シンボル**：太陽

　自然は、その美しさや華麗さをぜいたくに使います。そして季節は、花満開の時期から果実が実る時期へと移っていきます。

　新鮮な果物や野菜、サラダを食べると、夏の身体は豊富な活力源を得ることができます。人間の行動範囲が広がり、屋外で食事をとる楽しみもあります。新鮮な空気を吸い、太陽の光が満ち溢れるこの季節には、病気になる心配がさほどありません。

　ただし、体温調節機能がうまくはたらかない人や、日光が苦手な人にとっては、湿度があって寒い季節のほうが楽なことがあります。夏に静脈の悩みや、手足のむくみの悩みを持つ人も大勢います。また、虫刺されによるアレルギーになる人もいます。

　このように、楽しい夏にも悩みの種があります。しかしシュスラー博士の組織塩を用いれば、簡単に解決してしまう悩みもあり、十分に夏を楽しむことができます。

6 月

　夏にはさまざまなスポーツをすることができます。このとき、自分の限界に注意することが大切です。やりすぎは禁物です。適度な運動は体の健康を保ち、精神的にも生き生きします。仕事や日常生活にも、よい影響が出ます。

結 膜 炎

　ほこり風の影響でかかってしまった結膜炎には、以下のコンビネーションを用いることができます。なるべく間を空けずにとるのがよいでしょう。

ミネラル	効　果
Ferr Phos リン酸鉄	炎症
Kali Mur 塩化カリウム	柔らかい腫れ
Nat Mur 塩化ナトリウム	涙をさらさらにする
Silica シリカ	結膜

日焼け予防と太陽に対する耐性

　日光は、身体に対してとても強い刺激を与えます。日光浴をすると、身体には薪割りをするのと同じくらいの負担がかかっています。体温を調節し、「フィルター」としての役割を強めるために表皮を強くしなければなりません。これは一般には日焼けだと理解されています。日光に当たると、代謝の速度が大きく加速し、心拍数が上がり、また体温も上がります。

　これらすべてのプロセスにおいて、身体はミネラルを多く必要とします。主に、急に負担がかかった場合には、輸送と酸素補給のために

Ferr Phos(リン酸鉄)が消費されます。Ferr Phos(リン酸鉄)が不足すると、日光に当たっているときにかかる負担を調整することができなくなります。このようなときは直接日光に当たることは避けたほうがよいでしょう。このようなとき、人はよく「日に当たっているとつらい」と訴えます。

日に当たってもつらくならないようにするには、数ヵ月から数年間かけて、Ferr Phos(リン酸鉄)を毎日とったほうがよいでしょう。

夏場、日光に良く当たる人は、一年前の秋からFerr Phos(リン酸鉄)をとるようにしたほうがよいでしょう。春は特に重要な時期で、Ferr Phos(リン酸鉄)を毎日とることをお勧めします。

● 日光によく当たる人の対策

長期にわたって、さまざまな方向から準備をしておくようにしましょう。

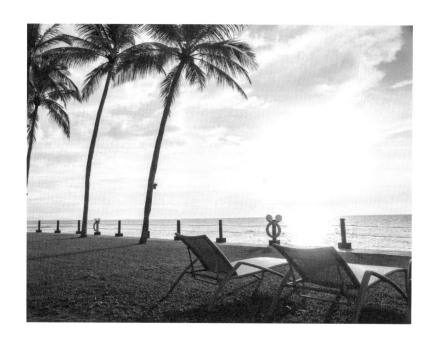

- 汗が少しすっぱい臭いや、不快な臭いがするときは、皮下組織に老廃物がたまっているということです。対策として、デトックス・ティーを飲んだり、運動やサウナで汗を流したり、特定のミネラル（主にNat Phos リン酸ナトリウムやNat Sulph 硫酸ナトリウム）をとったりするとよいでしょう。
- なかには発汗がうまくできないという人もいます。そのような人は、Nat Mur（塩化ナトリウム）を十分にとるとよいでしょう。
- 皮膚の表面が刺激に対して過敏な場合は、皮膚の一番外側にある層を強くする必要があります。そのためにCalc Flour（フッ化カルシウム、上皮の細胞を形成）とKali Sulph（硫酸カリウム、表皮の形成、色素沈着）をとるとよいでしょう。
- 日光にあたることが多いと、体の機能が活発になります。新陳代謝が加速すると、身体の組織内ではたんぱく質が増えます。これはCalc Phos（リン酸カルシウム）が調整しています。このミネラルが不足すると、身体に負担がかかったときにアレルギー反応が出ます。
- 加速した新陳代謝のプロセスが問題なく進められるようにするためには、非常に多くのFerr Phos（リン酸鉄）が必要です。これが足りなくなると、体温が上がり、身体は日光を受け付けなくなります。このようなときはFerr Phos（リン酸鉄）たくさんとるとよいでしょう。

中期間にわたっては、皮膚が日光に少しずつ慣れることが重要です。体調に合わせて日に当たる時間を少しずつ増やすようにします。こうして体内組織は、必要なプロセスを適切にコントロールすることを学びます。

- 発汗による体温調節。
- 表皮の下にたまっている老廃物はあまり活性化されず、代謝によって難しい課題に立ち向かいます。日に当たることに慣れていないと、膿疱疹がひどくかゆくなったり、肌が赤くなったりします。（74ページ参照）
- 皮膚の色素沈着がゆっくりと行われる。
- 皮膚細胞の再生や皮膚への補給を抑えて、身体に負担がかかりす

ぎないようにします。いずれなくなっていく皮膚細胞（日焼けの跡でむける皮など）のことを気にかける必要はありません。

| アドバイス | 長期の対策をとっていない人は、強い日光に当たらないほうがよいでしょう。 |

適切な予防手段をとっていないと、解決しにくい問題にぶつかることがあり、身体にたいへんな負担がかかります。これはたいてい新陳代謝において残ってしまった「残りかす」で、場合によっては突然一気に排出されたり（下痢、嘔吐を伴う下痢、夏インフルエンザなど）、皮膚に跡（瘢痕）が残ったりします。

● 効果的な日よけ対策

効果的な日よけ対策が必要なのは、夏だけではありません。雪のシーズンも紫外線による負担に注意しましょう。

ミネラル	効　果
Calc Flour フッ化カルシウム	上皮細胞を強くし、弾力性をつける
Ferr Phos リン酸鉄	新陳代謝をたすけ、 それに伴い必要な輸送もたすける
Kali Sulph 硫酸カリウム	表皮をまもり、 皮膚の色素沈着をたすける
Nat Mur 塩化ナトリウム	水分補給を促す
Calc Phos リン酸カルシウム	（必要に応じて用いる） たんぱくの代謝が増えているときに
Nat Sulph 硫酸ナトリウム	（必要に応じて用いる） 老廃物がたまっているときの排出を促す

注意事項

● より長く日光にあたると、皮膚から皮脂が分泌されるので、オイルを塗る必要がなくなります。

- ジェルやクリームジェルには、皮膚を強くし、皮膚のはたらきを助けるために、左表のシュスラー博士の組織塩を水に溶いて混ぜたジェルやクリームを使うといいでしょう。

ジェルやクリームジェルは、80％から90％が水なので、皮膚への水分補給にもなります。さらに、皮膚に塗るとすぐに、溶け込んでいたミネラルが解き放たれるので、すぐに皮膚に吸収されやすくなります。

> ここで紹介しているバイオケミカル療法のジェルとクリームジェルには、紫外線から肌を守るはたらきはありません。

アドバイス

高山地帯では特に紫外線対策が重要で、なかでも雪が残っているところでは、紫外線が反射することによってさらに負担が大きくなります。顔にやけどをすることもよくあります。

オゾンホールの拡大により、太陽の光が強すぎることによる影響への警告がくりかえしなされていて、このテーマは非常にショッキングなものです。紫外線には、さまざまな光線が含まれています。

- 紫外線A波：紫外線の90％はA波です。皮膚に深く浸透し、皮膚が防衛策として茶色っぽくなることで色素沈着を活発にします。A波を浴びすぎて肌への負担が大きいと、肌の老化が早まってしまいます。
- 紫外線B波：紫外線の10％はB波です。皮膚の奥までは浸透しませんが、日焼けの原因となったり、細胞を傷つけたりします。皮膚の再生力がある程度あっても、日光を繰り返し浴びすぎると、日焼けによる害が残ります。
- 紫外線C波：特に攻撃的な紫外線ですが、普通はオゾン層というフィルターにかけられ、地上までは届きません。

紫外線から肌を守る日焼け止めは、光を反射または吸収して、皮膚が強い日光にさらされることによる有害な影響から守るものです。後者は紫外線吸収剤と呼ばれ、エネルギーを豊富に含む光（紫外線）を完全または部分的に吸収し、無害な熱に変化させる物質を含んでいます。もうひとつのほうは、**酸化亜鉛や酸化鉄、酸化チタンや炭酸カルシウム**など、無機物の反射剤です。紫外線から皮膚を守る、これらの反射

する物質は、特別な工程を経て細かく砕き、日焼け止めの材料（脂、水、肌の手入れをする成分、水分補給のための成分）が加えられます。皮膚に塗ると、ミネラルの粒子が皮膚の表面で保護膜を作ります。

吸収タイプの日焼け止めは、紫外線B波をフィルターにかけてできるだけシャットアウトし、このほかの、皮膚を褐色にする光を、皮膚が許容できる範囲内で通す役目を担っています。ただし紫外線A波をフィルターにかける化学物質や、紫外線を皮膚が受け入れられる程度の強さにする日焼け止めもあります。これらは皮膚に塗ってから約20分後に、紫外線を吸収できる状態になります。そうすれば紫外線は、皮膚の深いところまでは入り込まなくなります。

> **アドバイス**
>
> 3歳くらいまでの子供の体は、化学物質を使った日焼け止めを分解したり、排出したりすることができません。したがって、反射タイプで無機の成分を使った日焼け止めを使うことが大切です。製造元の指示をよく読んだり、専門家の指示を仰いだりするのがよいでしょう。

日焼け止めの効果は、紫外線防御指数（SPF）で示されますが、保護のための成分をどれだけ含んでいるかや、日焼け止めをどれくらい厚く塗るか、また、肌のタイプによっても違ってきます。次に示すのは肌のタイプと、日光への反応の関係です。

肌のタイプ	髪の色	目の色	肌	日焼け	日焼けしやすさ
I	ブロンド〜赤	青〜緑	明るい	いつも焼けている	全然ない
II	ブロンド〜ライトブラウン	青、グレー、茶緑	明るい	頻繁に焼けている	少ない
III	ブラウン	茶色	淡褐色	ときどき焼けている	日焼けしたことが見た目にはっきりわかる
IV	ダークブラウン	茶色	褐色	全然ない	すぐ日焼けする

日焼け止めの商品には、紫外線防御指数（SPF）が書かれています。この数値は、日焼け止めをつけた状態でどのくらい日光に当たってい

られるかという時間を表す乗数です。これは肌のタイプによっても違ってきます。ブロンドからライトブラウンの髪で、青、グレー、または茶色の目の色の人は、なにもつけずに10分以内ならば日に当たっても肌は被害を受けません。

これらのタイプの人がSPF8の日焼け止めクリームを使うとしたら、この8倍（つまり80分間）の時間、太陽の光に当たってもよいということです。この時間内にクリームをあらたに塗り足しても、時間を延ばすことはできません。皮膚は再生能力を使い果たしてしまうからです。

紫外線を防ぐ効果はない、シュスラー博士の組織塩（ティッシュソルト）を水に溶いたジェルやクリームジェルを皮膚にしっかりとしみこませた後で、日焼け止めを塗っても構いません。

シュスラー塩を長期的にとって皮膚を強くしておいた人は当然、もっと長く日光に当たることができます。皮膚が強くなって、抵抗力が増しているからです。

● 日焼けのアフターケア

強い日光を浴びている間、皮膚は皮膚の良好な状態を維持したり、再生したりするはたらきを十分に行えません。したがって、日光を浴びた後のケアは特に重要です！　日に当たった時間に応じて、適切なミネラルが違います。

● 短時間、日光に当たって皮膚が赤くなったり、強くほてったり、日焼けしたときは、以下のミネラルを水に溶いて混ぜたジェルかクリームジェルを塗るとよいでしょう。

ミネラル	効果
Calc Flour フッ化カルシウム	皮膚の角質層（上皮細胞）を強くし、褐色になるのを促す
Ferr Phos リン酸鉄	体内組織がさまざまな輸送を行うのをたすける
Kali Sulph 硫酸カリウム	表皮におけるメラニン色素の形成によって、皮膚が褐色になるのをたすける
Nat Mur 塩化ナトリウム	水分調節機能に負担がかかっている細胞をたすける

● 長時間、日光に当たった場合は、ミネラルの種類をさらに増やしたケアが必要です。このときに用いるジェルかクリームジェルには、以下のシュスラー塩を混ぜるといいでしょう。

ミネラル	効果
Calc Flour フッ化カルシウム	結合組織の弾力性と柔軟性を保つ
Calc Phos リン酸カルシウム	たんぱく質の代謝をたすける
Ferr Phos リン酸鉄	体内組織がさまざまな輸送を行うのをたすけ、細胞内で十分な酸化が行われるように支える
Kali Phos リン酸カリウム	皮膚の再生に必要なエネルギーを供給する
Kali Sulph 硫酸カリウム	表皮に補給され、皮膚の色素沈着をもたらす
Nat Mur 塩化ナトリウム	細胞に水分を補給し、汗の生成に必要
Silica シリカ	結合組織を支え、肌の老化を予防する

　日光を浴びた後、皮膚にミネラルが十分供給されてジェルやクリームジェルが染み込むのが遅くなるまで、何度も塗ります。皮膚のケアには脂分よりも水分が重要ですが、ジェルやクリームジェルには、水分が多く含まれています。

け　が

● 青あざ、内出血

　Ferr Phos（リン酸鉄）とSilica（シリカ）が入ったクリームジェルを毎日塗り、レメディーも毎日摂ります。

　内出血には、まずは粥状にといたものを塗るようにし、後でクリームジェルに切り替えます。

● 擦 り 傷

　けがをしたときは、傷口の洗浄が特に重要です。まず、異物が入っていたら取り除く必要があるからです。最新の研究では、消毒薬はな

るべく使わないほうがいいとされています。消毒薬を使うのは、出血がひどい場合のみで良いようです。それ以外のときは、水で洗い流します。清潔で湿り気のある環境が、もっとも傷が治りやすく、かさぶたが乾ききってしまうと、くりかえし裂けてしまって痕が残りやすくなります。したがって傷口が乾燥しないよう、パウダーなどは避けましょう。ミネラルは、まず粥状に溶いたものを塗り、ラップなどをかぶせるとよいでしょう。

傷が治ってきたら、傷が湿り気を含み、伸縮性がある状態にするように気をつけましょう。水分を含まない軟膏を使うことは、あまり有意義ではありません。理想的なのは、水分を多く含むミネラル入りのジェルです。クリーム（乳剤）を用いてもよいでしょう。

● 開いた傷口

縫うほどではないが開いている傷には、とくにFerr Phos（リン酸鉄）が有効です。ミネラルのレメディーをとるだけではなく、粥状に溶いて傷口に塗ります。ラクトースは少し消毒作用があり、傷口を清潔にして傷をふさぎます。ミネラルには鎮痛作用と止血作用があり、傷跡がほとんど残りません。

とくに掻き傷にはミネラルを溶いて塗るとよいでしょう。粥状に溶いたミネラルから水分がしたたって硬くなるのを避けるため、傷口に包帯用ガーゼをのせて、そのあとはラップをかけるとよいでしょう。

> 傷口に塗るためにミネラルを水で溶くときは、水を沸騰させてから使うか、精製水を常備しておくとよいでしょう。

アドバイス

● 痛みの応急処置

けがをすると、けがをした部位のエネルギーの調和が乱れ、痛くなります。早めにFerr Phos（リン酸鉄）をとれば、驚くほど早くに痛みが緩和され、失われたエネルギーが、またすぐに満たされます。

とくに子供は適切にFerr Phos（リン酸鉄）をとると、痛みとけがの原因を忘れるのが早くなります。何粒かを次々とひとつづつ続けて与え、なめさせてもよいでしょう。

貧　血

　ひどく顔色が悪い人や青白い人は、鉄分が非常に不足していると思われがちです。ところがこれは、例外を除いて事実ではありません。このような人は実際、特に子供にも多いのですが、**Calc Phos（リン酸カルシウム）**が不足しています。このミネラルは、体内のたんぱく質調整という役割を担っています。

　血液、特に赤血球と白血球はとてもたくさんのたんぱく質化合物を含んでいるので、**Calc Phos（リン酸カルシウム）**は造血にとても重要です。このほか、血液凝固にも必要です。

　顔色が悪い人は、筋肉がこりすぎていることによって身体の表面の血行が悪くなっている場合もあります。血液が、細い血管を通って、皮膚の表面の隅々までは行き渡らなくなっている可能性があるのです。このことから、必ずしも貧血が原因ではない虚血になります。虚血になると、顔色が悪く、手足の血行も悪くて手足の指先や鼻のてっぺんが冷たくなります。このような場合も、**Ferr Phos（リン酸鉄）**よりはむしろ**Calc Phos（リン酸カルシウム）**のほうが役に立ちます。

試験前の不安

　何かを間違えることを恐れる生徒が増えています。そしてこの不安感は、大人になってもなくならないことが多いようです。すると潜在意識の中での緊張が続いて、体内組織の**リン酸マグネシウム**をたくさん消費します。

　カカオは**リン酸マグネシウム**を多く含みますが、細胞の中まではなかなか吸収されません。チョコレートを食べると、細胞の内と外の濃度が不均衡になり、悪循環が始まります。チョコレートを食べれば食べるほど、さらにもっと食べたくなり、本格的なチョコレート中毒になってしまいます。シュスラー塩の**Mag Phos（リン酸マグネシウム）**をとることで、このような欲求がすぐに消えます。もっとも効き目が早く現れる方法は、「ホット7」で摂取することです（61ページ参照）。

学校で高まる要求

夏休みが終わって学期が始まると、プレッシャーを感じる子供がいます。このようなときは、単純で害のない、身体のはたらきを助けるようなものをとると、うまくいくことがよくあります。次に示すのは学習向けのコンビネーションとも呼べる配合です。ストレスを感じている子供の親や、大学生が摂取してもよいでしょう。学習向けのコンビネーションはもちろん、一年中いつでも用いることができます。一日に一回から数回、とることができます。

ミネラル	効　果
Ferr Phos リン酸鉄	脳に十分な酸素を届ける
Kali Phos リン酸カリウム	必要なエネルギーを与え、 脳に重要なレシチンを化合させる
Kali Sulph 硫酸カリウム	脳細胞に酸素が吸収されるのをたすける
Nat Mur 塩化ナトリウム	脳髄液の再生に必要

子供の下痢、嘔吐、便秘

子供は大人よりも敏感なので、日常生活における変化、また食べ物や気候の変化に対してして反応しやすいものです。

夏季における子供の下痢と便秘の原因として、Ferr Phos（リン酸鉄）が著しく不足していることが考えられます。そのような場合はレメディーを1錠ずつ、口の中で溶かすとよいでしょう。

子供の身体は、健康に良くない食べ物に対して突然反応し、嘔吐することがあります。胃の痙攣を鎮めるには、Mag Phos（リン酸マグネシウム）を「ホット7」の形で、またFerr Phos（リン酸鉄）を頻繁に与えるとよいでしょう。

7 月

旅行中のトラブル

● 乗り物酔い、船酔い

子供や大人の車酔いには、次のコンビネーションを旅行に出発する数日前からとっておくことをお勧めします。このコンビネーションは、列車、船、飛行機での移動の下準備としても用いることができます。

| アドバイス | 南国に滞在する場合、伝染病を予防するために、飲み水には注意を払いましょう！ |

ミネラル	効　果
Calc Flour フッ化カルシウム	順応性
Calc Phos リン酸カルシウム	筋肉のこりを緩和させる
Kali Mur 塩化カリウム	腺を落ち着かせる
Kali Phos リン酸カリウム	勇気
Mag Phos リン酸マグネシウム（ホット7）	神経を落ち着かせる
Nat Phos リン酸ナトリウム	酸の中和

● 嘔　吐

慣れないものを食べると、すぐに胃の具合が悪くなり、吐き気を感じることがあります。吐き気がするためにミネラルをとれない場合は、水で溶いてほんの少しずつ口に含みます。それでも嫌悪感があるときは、いったん口に含んだ液体を吐き出しても構いません。ミネラルは口腔粘膜から吸収されるので、飲み込まなくても大丈夫です。

ミネラル	効　果
Ferr Phos リン酸鉄	消化器官の強化
Kali Phos リン酸カリウム	消化のためのエネルギーを供給
Kali Sulph 硫酸カリウム	すい臓の消化液のはたらきを助ける
Nat Phos リン酸ナトリウム	酸の中和
Nat Sulph 硫酸ナトリウム	肝臓のはたらきを助ける

● 便　秘

休暇中の生活環境の変化はよく、便秘の原因になります。

臭いおならを伴う便秘の場合は、Nat Sulph（硫酸ナトリウム）も加えるといいでしょう。

ミネラル	効　果
Ferr Phos リン酸鉄	腸壁の血行を良くする
Mag Phos（ホット7） リン酸マグネシウム	超の蠕動運動をたすける
Nat Mur 塩化ナトリウム	水分を調節する

● 長時間の運転

過酸化症の人にとって運転は、場合によっては大きな悩みが生じます。短時間の運転でもまぶたが重くなり、目が閉じてしまいそうになります。ドライブをするとき体内組織は、金属製の車の中にいる状態という大きな負担を受けながら、身体のエネルギーを立て直さなくてはなりません。このような努力をしているうちに、特に過酸化症に悩んでいる人は、体内の酸が増えることによって突然眠気におそわれることがあります。このようなときは、Nat Phos（リン酸ナトリウム）

のレメディーを用います。レメディーは、ドライブを始めるときからとりましょう。

長期の旅行では、以下のコンビネーションを使います。なるべく頻繁にとるようにしてください。

ミネラル	効　果
Ferr Phos リン酸鉄	酸素供給、新陳代謝
Kali Phos リン酸カリウム	エネルギー、集中力
Kali Sulph 硫酸カリウム	酸素供給
Nat Mur 塩化ナトリウム	体液の再生、浄化
Nat Phos リン酸ナトリウム	酸の中和

のどの渇き

のどの渇きを感じず、水分をあまりとらないという人が増えており、医師は、体内の水分不足について注意を呼びかけています。特に、粘膜、腱、靭帯、軟骨組織など、たえず水分が必要な組織が影響を受け、これらの組織の疾患が急増しています。なぜ、のどの渇きを感じない人がいるのでしょうか。

基本的には、のどの渇きは水分不足のサインなので、のどが渇かないときは水分を取る必要がありません。体重が50kgの人と100kgの人では、必要となる水分の量が違うので、一日に2〜3ℓの水分を絶対にとるべきなどといった決まりごとを作ることはできません。また、何を飲むのかによっても違いがでてきます。

人間の体には、水分の調節のためにNat Mur（塩化ナトリウム）が必要です。毒素や有害物質によって身体に強い負担がかかると、体内に貯めてある**塩化ナトリウム**が著しく消費されます。飲み物のほとんどは非常に濃く、体内に取り込むと、体内組織がこれを薄める必要があります。さらに、レモネード、ビール、ワイン、紅茶、コーヒーなどの飲み物は刺激物質を多く含んでいて、体内組織はこれを体内の「ごみ捨て場」にためます。すると身体は、それ以上水分をとろうとしなくなるのです。

自然療法を取り入れている有名な人々は、混じり物のない水、例え

ば飲用可能な水道水を飲むことを勧めています。一番良いのは湧き水です。**塩化ナトリウム**が非常に不足しているときは、水が飲みたくなくなります。

> アドバイス
> 通常の飲み物は普通、身体に負担となります。混じり物のない水だけが、有害物質を薄めたり、排出したりすることができます。

水分を排出するためにも、身体には**塩化ナトリウム**が必要です。したがって尿には非常に高い濃度の**塩化ナトリウム**が含まれています。このことから、**塩化ナトリウム**が大いに不足すると、尿の量が減ります。長期的に、Nat Mur（塩化ナトリウム）のレメディーを毎日とることでようやく、自然なのどの渇きをまた感じるようになり、尿も満足のいく量が再び出るようになります。

● コーヒーは水分を奪う飲み物である

コーヒーは、たいへん多くの水分を奪います。身体はコーヒーを分解するために、少なくとも飲んだコーヒーの分量と同じ量の水を必要とします。したがって、良いカフェでコーヒーを注文すると、いつもコップ一杯の水が一緒に出されるのです。

いつものどが渇く

塩分を取りすぎても、体内の水分が奪われることがあります。私たちは塩分を取りすぎています。塩はほとんどすべての食品に含まれており、その量は身体に良くないほど入っています。一切れのソーセージには、大人が一日に必要とする分の塩分が含まれています。

塩味の料理を食べると、のどが渇きます。水を飲めば、塩分を薄めて、細胞の内と外の塩分のバランスが正常な状態に戻ります。しかし体内の塩分が少なすぎると、塩欠乏になります。このときはNat Mur（塩化ナトリウム）を定期的に取るとよいでしょう。

のどの渇きがひどすぎて、無性にアルコールも飲みたくなるようなときも、Nat Murを毎日とったほうがよいでしょう。

不眠、発熱

　Nat Mur（塩化ナトリウム）が不足しているときは、暑さにたえられなくなっていることが原因として考えられます。**塩化ナトリウムは、体温調整にも関係しているからです。Nat Murをとり、水を定期的に飲むことで、改善することができます。**

　寝室の換気があまりできない場合や、新鮮で涼しい空気をとても必要としているときは、Kali Sulph（硫酸カリウム）をとるとよいでしょう。

虫刺され

　虫刺されには、シュスラー博士の組織塩のコンビネーションを特にお勧めします。Calc Phos（リン酸カルシウム）とNat Mur（塩化ナトリウム）をそれぞれ10錠ずつ粥状に溶いて、刺されてから時間をあけずに、患部に塗ります。最初の苦痛がおさまってきたら、同じコンビネーションのジェルを使えば十分です。

強い日光を浴びたとき

●日焼け

　日光浴をしすぎて肌が痛くなり始めたとき、下記のコンビネーションを粥状に溶いて痛む箇所に塗ります。レメディーの数は、患部の大きさによって決めます。加えて、これらのレメディーを服用します。痛みが引いてきたら、ジェルを塗るのが最適です。

ミネラル		効　果	個数
Calc Flour	フッ化カルシウム	皮膚の表面の張力を弱める	10
Ferr Phos	リン酸鉄	赤くなった皮膚に	30
Kali Sulph	硫酸カリウム	色素沈着	20
Nat Mur	塩化ナトリウム	皮膚の細胞への水分補給	30
Silica	シリカ	皮膚の結合組織	10

●太陽アレルギー

　日光に当たると、皮膚の表面の組織に蓄積された老廃物の液体が、

水泡になって表れます。水疱には、うすい黄緑色の水分が入っています。患部はとてもかゆくなり、炎症のプロセスである皮膚の発赤が見られます。太陽アレルギーの場合は、体内の老廃物が出て行くように、シュスラー博士の組織塩を、十分に、徹底してとるのがよいでしょう。外用することもできます（38ページ参照）。

足の悩み
●静脈の不調

静脈についての悩みや、はっきりとわかる静脈瘤があると、夏は耐えがたい季節になりえます。血管は温まるとさらに広がり、痛みが生じます。このようなときはクナイプのような、ハーブを使った入浴剤を使った冷水浴をすると、すぐに緩和します。しかし長期的には、ミネラルのコンビネーションをとり、ジェルまたはクリームジェルを塗るとよいでしょう。

ミネラル		効果
Calc Flour	フッ化カルシウム	広がった血管を収縮させて元に戻す
Kali Mur	塩化カリウム	静脈に滞っている血液を薄める
Nat Phos	リン酸ナトリウム	血液中の酸を中和する
Silica	シリカ	静脈の結合組織を強化する

●足のむくみ

足のむくみは、**硫酸ナトリウム**が不足していることを表している可能性があります。糖の分解がうまくできない人の場合によく起こります。ミネラルをとるときは、ラクトースに気をつけましょう（30ページ以降参照）。

●脚部の潰瘍

身体は老廃物を含む体液をせき止められなくなったとき、潰瘍から老廃物を排出しようとします。潰瘍の大きさは様々で、深かったり、ひどい痛みを伴ったりすることもあります。潰瘍はじくじくと湿っぽく、分泌液の色で、不足しているミネラルを判断できます。白っぽい分泌液は**塩化カリウム**、黄土色は**硫酸カリウム**、黄緑色は**硫酸ナトリ**

ウムが不足しています。潰瘍の縁が赤い炎症を起こしている場合は、**リン酸鉄**が必要です。

　脚部の潰瘍には、ミネラルを粥状に溶いたものを用いるのが最適です。また、溶かしたミネラルに布をひたして、その布で患部を覆ってもよいでしょう。軟膏を用いるときは注意が必要です。軟膏はかさぶたができるのを防ぎ、皮膚の弾力性を維持しますが、ただし傷口がふさがってしまう原因にもなりえます。以下のミネラルを入れたクリームジェルは、並行してミネラルを摂取すれば用いることができます。

ミネラル		効　果
Ferr Phos	リン酸鉄	炎症を抑える
Kali Mur	塩化カリウム	繊維素を結合させる
Kali Sulph	硫酸カリウム	分泌物が黄土色のときに使う
Nat Sulph	硫酸ナトリウム	老廃物を分解する
Ars Iod	ヨウ化ヒ素	じくじくした湿疹に

　脚部の潰瘍の場合は、ふたつのプロセスがよく見られます。身体は傷口を閉ざそうとしますが、同時に老廃物や有害物質を排出しようとします。このことから、あまりに徹底的に傷口を治そうとすると、傷口は炎症を繰り返します。重症の場合は我慢強く治す必要があります。傷口が治るまで、数年かかることもあります。

　皮膚を移植して傷口を閉ざそうとするのは問題です。排出しなければならない老廃物が残ってしまうからです。場合によっては足が不恰好に腫れることもあります。また、自然なプロセスを経て治したわけではないので、身体が移植した皮膚を受け付けないこともあります。

老廃物の沈積

　肝臓はいわば、身体のごみバケツです。身体に負担をかける物質が排出されるようにするために、Nat Sulph（硫酸ナトリウム）を用いるとよいでしょう。

　硫酸ナトリウムが不足すると、身体は、変質させるべき物質を「ご

み捨て場」に貯めてしまいます。「ごみ捨て場」とは、脂肪組織、細胞、いぼ、ほくろ、皮膚にできる発疹などのことです。これらは有害物質がたまった量によって大きさが変わります。「ごみ捨て場」は免疫が非常に落ちています。このことから、例えばいぼのような、バクテリアやウイルスの温床ができてしまいます。

ヘルペスのウイルスに感染して発症するとき、興奮、嫌悪、拒否などの感情と密接に関係します。また特に唇（口唇ヘルペス）や生殖器（性器ヘルペス）などに疱疹が出ます。

● **血液が薄くなる**

ところで、蓄積されずに、溶けたままの老廃物もあります。この老廃物を含む体液は、しだいに体中を満たしていきます。するとこの体液は血液を薄め、組織に入り込みます（水血症）。手足に老廃物がたまっていると、疲労感を覚えたり、足が重くなったりするのが最初の兆候です。後には脚やすねがむくみます。手の指にも、老廃物が溶けた体液がたまります。

老廃物がたまって身体に負担がかかっていることの確かな印は、目の周りのむくみです。慢性化すると涙嚢がはれて、目の下から頬骨にかけて「ぶらさがっている」ような状態になります。

● **脱　水**

体液に含まれる老廃物は、**硫酸ナトリウム**をとることで排出可能な物質に変えることができます。「脱水」という言葉は、正確にこの事象を言い表しているわけではなく、注意が必要です。硫酸ナトリウムは脱水薬の代わりとなるものではなく、脱水薬が必要なくなるものです。老廃物は肝臓で分解しなくてはなりません。しかし脱水薬は他の段階で身体に負担を与え、特に塩化ナトリウム不足のような、深刻なミネラル不足の原因となります。

ミネラルの分量は、症状によって決めます。

8 月

　休暇中の旅先のほうが、自分の寝室よりもよく眠れるという人がいます。彼らは、気候の変化、リラックスすること、食事が変化したことなどが原因だと考えています。しかし、自宅の寝室もその原因として考えられます。鏡、電気、地球放射などによる放射線の負担によって、ベッドの中にいるのが苦痛になり、重い健康被害にもなりえます。

　ところで、逆のこともありえます。自宅の寝室が一番快適で、旅先での夜は毎晩が苦痛になります。

　そもそも寝室は、シュスラー博士の組織塩で扱うテーマではありません。しかし、ミネラルの効き目にたいしてだけではなく、健康を支える措置にも直接影響します。

アドバイス　健康に問題があるときは、寝室にも気を配るようにしましょう。

旅行から帰ってきたら
●時差と時差ぼけ

　時差ぼけに悩むときは、すぐに屋外に出て数時間を過ごすことで楽になります。こうすると体内時計が調整されるのです。ミネラルは、以下のものを短期間とるとよいでしょう。

ミネラル		効　果
Calc Flour	フッ化カルシウム	順応性を促進
Ferr Phos	リン酸鉄	新陳代謝
Kali Phos	リン酸カリウム	血行を良くする
Nat Mur	塩化ナトリウム	水分の交換をたすける
Silica	シリカ	神経を強くする

●気候の変化

　気候の変化に合わせて服装を変え、加えてシュスラー博士の組織塩をとることで、旅行の後の鼻かぜや風邪になる可能性を減らすことができます。

ミネラル		効果
Ferr Phos	リン酸鉄	新陳代謝を助ける
Kali Mur	塩化カリウム	腺と心のはたらきを助ける
Kali Phos	リン酸カリウム	身体を強くする
Nat Mur	塩化ナトリウム	旅行中の疲れをとる
Nat Phos	リン酸ナトリウム	酸を中和し、ストレスを軽減する
Nat Sulph	硫酸ナトリウム	じくじくした湿疹に

夏風邪

● 鼻 か ぜ

Nat Mur（塩化ナトリウム）は粘膜にも必要なものであり、特に鼻の粘膜は**塩化ナトリウム**をたくさん貯めておくところです。

ここで、**塩化ナトリウム**分子がたくさん消費されると、体内組織は「貯蔵庫」にある**塩化ナトリウム**を求めるようになり、必要な分子を粘膜からはがします。するとごみとして鼻水が出ます。これが鼻かぜです。**塩化ナトリウム**をたくさんとることで、まずは鼻水が楽になり、その後治っていきます。

● 夏インフルエンザ

夏インフルエンザの原因は、夏季に特定のミネラルの消費が増えることにある場合が多いでしょう。体はこのような形で、高い気温の中ではいつもの形で行えない浄化を行うのです。このときは、次のミネラルのコンビネーションをとるとよいでしょう。

ミネラル		効果
Ferr Phos	リン酸鉄	軽い発熱に
Kali Mur	塩化カリウム	弱った気管支に
Kali Phos	リン酸カリウム	体を強くする
Kali Sulph	硫酸カリウム	体内の浄化
Nat Mur	塩化ナトリウム	鼻水に
Nat Sulph	硫酸ナトリウム	体内の浄化（老廃物の排出）

このコンビネーションは、体内にミネラルをためておくために、症状が治まってきてからもしばらくはとるとよいでしょう。

下　痢

　夏はさまざまなバランスをとるために、身体にはFerr Phos（リン酸鉄）が非常にたくさん必要です。リン酸鉄は、気温の上昇によって増える体内の輸送を助けます。特に直射日光を浴びると、**リン酸鉄**を非常に多く消費します。

　リン酸鉄はまた、腸においても非常に重要な役割を担っています。また、腸絨毛の血行を促進します。これが妨げられると、腸絨毛はキームズ（食物が胃の中で消化されて半流動体になったもの）を濃縮できなくなります。水分も栄養分も、食物から吸収できなくなるということです。

　「貯蔵庫」が有害物質でいっぱいになると、身体は下痢を起こします。体内に老廃物がたまりすぎていると、嘔吐を伴う下痢にもなります。すると腸絨毛の機能が後退し、身体に必要な栄養分をキームズから吸収しなくなるのです。反対に、腸絨毛は有害物質を腸へと運び、これが下痢の形で排出されます。

　下痢になったときは、何かを食べようとしてはいけません。反対に、消化器官を少なくとも6時間は休ませましょう。また、水分と電解質が大量に失われているので、水分をたっぷりとるように心がけます。このとき、水にシュスラー博士の組織塩を溶かして飲むとよいでしょう。

ミネラル		効　果
Ferr Phos	リン酸鉄	新陳代謝をたすける
Kali Phos	リン酸カリウム	体内組織を強化する
Nat Mur	塩化ナトリウム	水分の調整
Nat Sulph	硫酸ナトリウム	老廃物の排出をたすける

浣　腸

　熱や下痢のとき、老廃物の排出や、断食をするときは、浣腸をお勧めします。浣腸は解熱を促し、悪くなった血行を良くします。下痢のときは、大腸と直腸から老廃物を出し、断食のときにも非常に大きな意味があります（48ページ参照）。

　水に必要なミネラルを入れます。ミネラルは水1ℓに対する分量を記載しています。

● 便秘の際の浣腸

ミネラル		効　果
Ferr Phos	リン酸鉄	腸壁の血行を促進する
Mag Phos	リン酸マグネシウム	腸のぜん動を促進する
Nat Mur	塩化ナトリウム	腸粘膜の形成
Nat Sulph	硫酸ナトリウム	大腸の老廃物を結合させる

● ひどい下痢と回復の際の浣腸

ミネラル		効　果
Ferr Phos	リン酸鉄	腸壁の血行を促進する
Kali Mur	塩化カリウム	腺のはたらきをたすける
Kali Phos	リン酸カリウム	消化器官を強化
Mag Phos	リン酸マグネシウム	腸のぜん動を促進する
Nat Mur	塩化ナトリウム	腸粘膜の形成
Nat Sulph	硫酸ナトリウム	大腸の老廃物を結合させる

● 解熱、浄化、断食の際の浣腸

ミネラル		効果
Calc Flour	フッ化カルシウム	腸壁の弾性を促進
Ferr Phos	リン酸鉄	腸絨毛を活発にし、血行を促進する
Kali Mur	塩化カリウム	腺のはたらきをたすけ、血行を促進する
Kali Phos	リン酸カリウム	消化器官を強化、殺菌
Kali Sulph	硫酸カリウム	すべての老廃物を結合させる
Mag Phos	リン酸マグネシウム	腸のぜん動を促進する
Nat Mur	塩化ナトリウム	腸粘膜の形成、水分を調整
Nat Sulph	硫酸ナトリウム	大腸の老廃物を結合させる

　浣腸を行うときは、盲腸を刺激しないよう、また腸に疾患がないか、注意を払いましょう。

秋

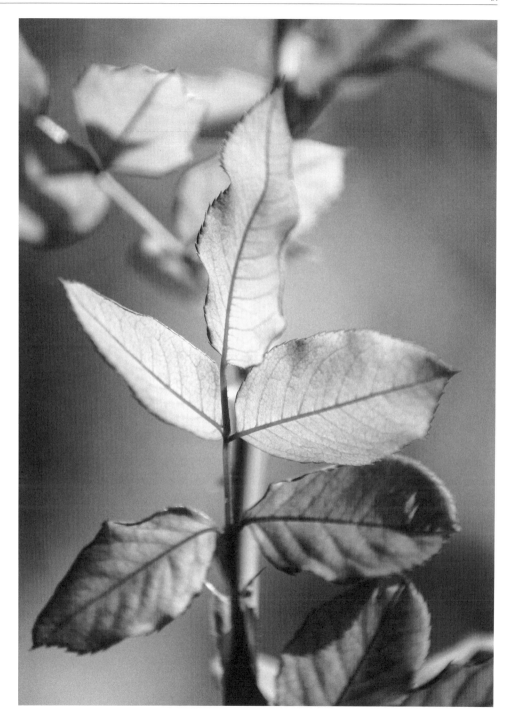

秋

色：茶色（アーシーブラウン）、黄色、栗色、ワインレッド　**シンボル**：収穫

　秋になると、人間は、広い住空間ともいえる野外の自然の空間から、ドアや窓を閉めた住まいにゆっくりと引きあげていきます。すると同時に身体への酸素供給が少なくなります。その結果起きる変化への適応の問題にたいしては、**Kali Sulph（硫酸カリウム）**が効果的です。

　風通しの良いさわやかな夏の衣服をずっと着ていたいところですが、徐々に服装も変化していきます。夏の服装は、皮膚を通じた分泌も助けます。皮膚は約1.6m²の面積があり、人間の最大の器官であるだけではなく、重要な分泌器官でもあります。食べ物も根本から変化します。この季節には、自然がその恵みを消費します。菜園で採れる新鮮な野菜や果樹の果物はただおいしいだけではなく、身体にとって特別な価値があります。これらは自然の力を直接、エネルギーとして供給します。

　日が短くなり、風景の色彩が薄くなっていくと、負担に感じる人もいます。そのせいで気分が沈むため、部屋の模様替えなどによる気分転換が必要になります。オトギリソウ茶や、シュスラー塩による特定のミネラルをとることも役立ちます（94ページ参照）。

　秋になると自然はそのエンジンやエネルギーをゆっくりとシフトダウンし、ついに冬の始まりにはほとんど切ってしまうので、年配の人や体が弱い人の身にこたえます。このような人にとっては、この時期にシュスラー博士によるミネラル、特に**Kali Phos（リン酸カリウム）**を集中的に摂取して冬に備えることが重要です。

9 月

新鮮な食品の意味

　加熱してそれ自体のエネルギーがなくなったすべての料理を、体内組織が有毒であると判断することが、研究によって明らかになりまし

た。これは特にたんぱく質、なかでも肉に当てはまります。身体が間違えて判断した「毒」を阻止するために、たくさんの白血球が腸壁に送られます。一般に「食後はお腹に血液が集まっている」といいますが、これは事実なのです。加熱した料理だけを食べた後は眠気も出てきて、つい食後のうたた寝をしてしまうこともよく知られています。クシャコフ博士は、食事のはじめに生の食品を食べると、消化による白血球増加症、つまり白血球が腸内で異常に増加するということが起きないということを初めて発見しました。

消化による白血球増加という調整機能がいつもはたらいていると、腸壁にある白血球が、病気に抵抗する他の部位で不足します。だから、食前に何か新鮮な、加熱していない生の食物をとることが絶対に必要なのです。サラダ、野菜、果物などをとるとよいでしょう。

ハイキングによる故障

● 疲　れ

秋のハイキングシーズンが訪れると、身体は能力の限界近くまで酷使されることが多くなります。自分の体力を過大評価して、ハードなハイキングに出かけることもよくあることです。その結果、もしかしたら数日間にわたって解消できないような疲れが出ます。この疲労を予防するには、ハイキングの数日前からFerr Phos（リン酸鉄）を服用しておくとよいでしょう。ハイキングの当日には、錠剤を好きなだけとるとよいでしょう。

● 筋肉痛／筋肉のこり

Kali Sulph（硫酸カリウム）を摂取すると、筋肉はハードな運動をしている間に不完全燃焼をおこした老廃物だけではなく、細胞への酸素供給も正常な状態に戻します。筋肉痛は驚くほどすみやかに消えます。

ハードなハイキングや極度に体力を使う登山旅行では、長時間にわたり各筋束に負担がかかることによって、筋肉硬化の危険性が出てきます。この対策としてCalc Flour（フッ化カルシウム）をとるとよいでしょう。

● 足の水泡

皮膚に強い負担がかかったときは、しっかりと手当てする必要があ

ります。負担がかかった皮膚の組織は、体内から供給される液を吸収することができないので、水疱ができます。水疱は破らずに、火傷のときのように粥状にといたものを塗るとよいでしょう。このときはFerr Phos（リン酸鉄）とNat Mur（塩化ナトリウム）を1：4の割合で合わせて（たとえばFerr Phosを5粒＋Nat Murを20粒）水疱に塗るとよいでしょう。その後は同じミネラルを使ったクリームジェルを塗れば十分です。ハイキングには水疱用の絆創膏を持っていくとよいでしょう。

● **筋肉とふくらはぎのけいれん**

　Calc Phos（リン酸カルシウム）は、随意筋の収縮にのみ効果があります。心筋などの不随意筋にたいして、随意筋とは、意図的に動かすことができる筋肉、つまり骨格筋のことを指します。たんぱく質、つまりアクチンとミオシンの形をとった筋たんぱく質によって、筋肉の収縮が可能になります。

　けいれんは、筋肉の疲労、酷使、酸の過剰や、**リン酸カルシウム**の著しい不足によっておきます。この場合は**リン酸カルシウム**ではなく、大量の粉末**マグネシウム**を投与することが非常に多いです。筋肉組織は**マグネシウム**によって弛緩し、これでけいれんが治まるからです。このほか、体内の生化学的状態にもっと合わせるには、**リン酸カルシウム**を使うとよいでしょう。

　もし夜中に足やふくらはぎ、足の指のけいれんが起きる場合は、たいてい地球放射による負担が原因です。地球放射は体内組織の酸が過剰になる原因となり、このことで**リン酸カルシウム**が不足してけいれんを引き起こす原因となります。この場合はシュスラー博士のミネラルを摂取するだけではなく、良いアドバイスを受けて寝床を調整する必要もあります。

肛門の裂傷・亀裂

　痛みを伴うこの疾患にたいしては、以下のミネラルのコンビネーションを内服するか、特にジェルまたはクリームジェルとして外用するとよいでしょう。

ミネラル		効果
Calc Flour	フッ化カルシウム	裂傷を治す
Ferr Phos	リン酸鉄	痛みの緩和
Kali Phos	リン酸カリウム	回復の促進
Silica	シリカ	結合組織の強化

● 痔—静脈瘤

　冷たすぎるイスなどに長時間座っていると、急性の痔になることがあります。腸や肛門の先端にある数本の血管が、寒さによる負担に耐えられなかったせいです。極端な気温に対応して血管を伸縮するために大量の**フッ化カルシウム**が血管から奪われ、血管が伸びて収縮できなくなってしまったのです。

　ミネラルのコンビネーションの内服と、同じコンビネーションのジェルの塗布の両方を行うとよいでしょう。外用は内服の代替とはならないので、とりすぎるという心配はいりません。

ミネラル		効果
Calc Flour	フッ化カルシウム	伸びた血管の収縮
Kali Mur	塩化カリウム	汚れた血液を薄める
Nat Phos	リン酸ナトリウム	酸の中和
Nat Sulph	硫酸ナトリウム	結合組織の強化

夜尿症

　夜尿症の原因はさまざまなものが考えられます。親が子供にストレスを与えているなどの、精神的な原因であるとはかぎりません。膀胱の機能低下、寝床の下の地下水脈、部屋の鏡や、ミネラル不足なども原因となります。

　夜尿症には、Nat Sulph（**硫酸ナトリウム**）を15分から30分おきにとるとよいでしょう。これで効果がみられないときは、以下のコンビネーションを毎日とることをお勧めします。

ミネラル		効　果
Ferr Phos	リン酸鉄	膀胱の括約筋の血行を促進
Kali Phos	リン酸カリウム	尿を排出する筋肉を強化
Nat Mur	塩化ナトリウム	水分の増成機能を調節
Nat Sulph	硫酸ナトリウム	水分の分解機能を調節

食欲不振

　子供が食欲不振に陥っているときは、ミネラルが非常に不足していることが考えられます。つまり、消化に必要な物質が足りないのです。すると食物を吸収することも、活用することもできません。子供の身体が過酸化症になっていることもよくあります。また特定のミネラルが不足していると、すい臓と肝臓の機能が制限されていることが考えられます。たいていの場合、シュスラー博士の組織塩（ティッシュソルト）をとるのがよいでしょう（大人の場合も）。

　子供がケチャップやポテトチップスのようなものだけを食べたがるときは、Calc Phos（リン酸カルシウム）が不足していることが考えられます。このときは1時間に1錠、Calc Phosをとるとよいでしょう。

ミネラル		効　果
Calc Phos	リン酸カルシウム	たんぱく質の消化をたすける
Ferr Phos	リン酸鉄	消化器官を強化する
Kali Phos	リン酸カリウム	消化のためのエネルギーを与える
Kali Sulph	硫酸カリウム	すい臓のはたらきを助ける
Nat Mur	塩化ナトリウム	粘膜を強化
Nat Phos	リン酸ナトリウム	酸による負担を軽減

発育の遅れ

子供の発育が遅い場合は、全体的にミネラルをとるようにしましょう！

ミネラル		効　果
Calc Flour	フッ化カルシウム	歯、骨、血管の形成を促進する
Calc Phos	リン酸カルシウム	たんぱく質化合物の合成にかかわる
Ferr Phos	リン酸鉄	抵抗力を強める
Kali Mur	塩化カリウム	腺、繊維素
Kali Phos	リン酸カリウム	エネルギー
Kali Sulph	硫酸カリウム	すい臓
Mag Phos	リン酸マグネシウム	心臓、神経、腺
Nat Mur	塩化ナトリウム	水分を調整
Nat Phos	リン酸ナトリウム	酸の中和
Nat Sulph	硫酸ナトリウム	肝臓
Silica	シリカ	結合組織、神経

皮膚のトラブル

にきびや吹き出物、挫創は、主にNat Phos（リン酸ナトリウム）が不足していることにより表れます。**リン酸ナトリウム**は、思春期における大きな変化に伴ってたまりすぎた酸の中和に必要です。**リン酸ナトリウム**は脂質の量の調整も担っていますが、この重要なミネラルが酸の中和に使われて不足してくると、身体は脂肪分を体から追い出そうとします。最初に毛穴をふさいでしまう質の悪い脂が排出され、次にアクネの膿疱ができることがあります。以下のコンビネーションを毎日服用することをお勧めします。クリームジェルを塗るのもよいでしょう。

ミネラル		効　果
Ferr Phos	リン酸鉄	炎症をおさえる
Kali Mur	塩化カリウム	腺を鎮静させる
Nat Phos	リン酸ナトリウム	酸の中和

眼精疲労

眼精疲労の場合、医師による治療が必ず必要ですが、治療の補助として以下のコンビネーションを毎日用いることができます。

ミネラル		効　果
Calc Flour	フッ化カルシウム	眼筋の弾性
Calc Phos	リン酸カルシウム	眼筋の張力
Ferr Phos	リン酸鉄	眼筋の血行を良くする
Nat Mur	塩化ナトリウム	目の浄化（眼房水：角膜と水晶体の間を満たす液）
Silica	シリカ	結膜

聴力障害

聴力障害の場合、医師による治療が必ず必要ですが、治療の補助として以下のコンビネーションを毎日用いることができます。

ミネラル		効　果
Ferr Phos	リン酸鉄	耳の血行を促進する
Kali Mur	塩化カリウム	血流を調整する
Nat Sulph	硫酸ナトリウム	有害な老廃物を分解する

幼稚園・保育園で

幼稚園や保育園では、伝染病にかかりやすくなる可能性があります。Ferr Phos（リン酸鉄）を毎時間1錠ずつとることで、免疫力を高めることができます。子供は病気にかかりにくくなります。基本的に、身体の免疫力は**リン酸鉄**を十分にとることで高まります。加えて、咳にはKali Mur（**塩化カリウム**）、鼻水にはNat Mur（**塩化ナトリウム**）を予防に使うことができます。以下のコンビネーションを毎日とることをお勧めします。免疫力を高め、あらゆる伝染病を予防するには、数週間かけてとったほうがよいでしょう。

ミネラル		効　果
Ferr Phos	リン酸鉄	体内の循環を改善する
Kali Phos	リン酸カリウム	質の良いエネルギーを作る
Nat Mur	塩化ナトリウム	解毒

10 月

乾性咳、空咳

　身体はいつでも、環境の変化に対応するのにしばらく時間がかかります。これは暖房が必要な季節に、のどや声帯を湿らせることについても言えることです。のどは乾燥し、むずむずする感じが続くと、けいれんのような乾性咳が出ます。この対策として**Nat Mur（塩化ナトリウム）**を用いることができます。

　これと同時に鼻の粘膜が乾燥してしまったときにも、**塩化ナトリウム**をとるとよいでしょう。

抜　け　毛

　強い「冬毛」をつくるには、1～2ヵ月間、以下のミネラルを毎日とるとよいでしょう。

ミネラル		効　果
Calc Flour	フッ化カルシウム	髪の弾力性
Kali Phos	リン酸カリウム	再生のためのエネルギー
Nat Mur	塩化ナトリウム	頭の地肌のケア
Nat Phos	リン酸ナトリウム	髪のしなやかさ
Silica	シリカ	髪をつくる

抵抗力をつける

　エネルギーに満ちあふれた夏が終わると、エネルギーが減る季節が始まります。この季節に備えるために、特に体質が弱い人には、シュ

スラー博士の組織塩が非常に適しています。学校で頑張らなければならない子供も、ミネラルをとって備えておくことをぜひお勧めします。軽めの病気で学校を休みがちな子供は、病気のせいだけではなく、放課後の勉強をしすぎであることが考えられます。基本的には、Ferr Phos（リン酸鉄）を十分にとることで身体の免疫力は高まります。これに加えてKali Mur（塩化カリウム）は咳を、Nat Mur（塩化ナトリウム）は鼻水の予防に用いられます。以下のコンビネーションを毎日とるとよいでしょう。

ミネラル		効果
Calc Flour	フッ化カルシウム	予防、順応性
Calc Phos	リン酸カルシウム	造血、たんぱく質の量の調整、骨
Ferr Phos	リン酸鉄	体の抵抗力を活性化する
Kali Mur	塩化カリウム	腺、気管支、感情の安定
Kali Phos	リン酸カリウム	エネルギー、再生
Kali Sulph	硫酸カリウム	細胞への酸素補給
Nat Mur	塩化ナトリウム	体液を新しくする
Nat Sulph	硫酸ナトリウム	老廃物の分解
Silica	シリカ	結合組織、神経
Kali Iod	ヨウ化カリウム	甲状腺、意気消沈
Calc Carb	炭酸カルシウム	基本体質の改善

必要性を感じないものはとらないことにしても構いません。コンビネーションは2、3ヵ月間はとるようにしましょう。

月経前症候群（PMS）

秋の天候は、生理前や排卵期にPMSと呼ばれる悩みが出ることがあります。以下のコンビネーションを毎日とるとよいでしょう。

ミネラル		効　果
Calc Phos	リン酸カルシウム	造血
Ferr Phos	リン酸鉄	鉄分補給
Kali Mur	塩化カリウム	腺の調整、感情の安定
Kali Phos	リン酸カリウム	エネルギー
Mag Phos（ホット7）	リン酸マグネシウム	無意識の緊張を緩和する
Nat Phos	リン酸ナトリウム	酸の中和
Silica	シリカ	神経

11 月

色が持つ意味

　雪が解けて、まだ緑が出てきていない春のはじめごろに、最も多くの病気が出てきます。この次に病気が多い季節は秋です。色とりどりの葉が木から舞い落ち、自然の色がなくなってしまう季節です。すべてが灰色になり、霧がさらに追い討ちをかけます。そして冬になって雪が降らないと、疫病がはやります。

　昨今ではカラー・セラピーの重要性が認められてきました。色は人間の健康に決定的な影響力を持っています。カラー・セラピーは代替の療法として求められるだけではなく、医療現場においても、赤い光で暖めたり、青い光で冷ましたりなど、利用されています。

　色のことをもっと知りたい人は、子供たちから刺激をもらうことができます。子供は無頓着に色を使い、自由な色の組み合わせを考えます。

　エドワード・バッチ博士のフラワーエッセンスは、それぞれの花の色と密接な関係があります。これらのエッセンスは、人間の色の領域におおきく影響します。もちろん、ここでいう色とは実際の色ではなく、色に応じたエネルギーのことです。咲き誇る花の色を思い浮かべるだけで、色が気持ちにどれだけの働きかけをするかが分かると思います。

　住まいに色を取り入れることは重要です。自然の中の色は「ビタミ

ン」とも呼ばれますが、この「繊細な」ビタミンの不足を補うために、身体の抵抗力をつけるとよいでしょう。

意気消沈

11月は、気分が沈んだり、憂愁、悲哀、厭世観が出たりする時期で、ひとことで言えば抑うつ気分の時期です。これらの気分は、人によって表れる程度が違います。なにごともなくこの時期を過ごす人もいれば、支えが必要になる人もいて、さらには問題の程度によってはセラピーやカウンセリングなどが必要な人もいます。

■ ヒント
ミネラルだけを使って治療することができるのは、主に軽い疾患のときだけです。うつや重い抑うつ状態のときは、専門家に相談しましょう。

以下のミネラルは、抑うつ状態を改善することはできませんが、うつ状態とうまく付き合っていくための助けになります。オトギリソウ茶やカラー・セラピー、パワーストーンも、症状を軽くするのに使うことができます。

ミネラル		効果
Kali Phos	リン酸カリウム	涙もろい、弱気
Kali Sulph	硫酸カリウム	怒り、憂い
Silica	シリカ	神経
Kali Iod	ヨウ化カリウム	気分が滅入る、涙もろい
Calc Carb	炭酸カルシウム	強い疲労感

よく眠れない

秋、特に11月は、別離を思い起こさせる時期です。するといつもはよく眠れていたのに、睡眠のリズムが狂ってしまうことがあります。

しかしよく眠れないことの理由は、例えば遅い時間に食べ過ぎたり、心配事があったりするなど、いたって単純なものもあります。人によっては夜に白ワインやシャンパン、コーヒーを飲んでも眠くなります。

不眠には、特にMag Phos（リン酸マグネシウム）を「ホット7」(56ページ参照)にしてとるとよいでしょう。無意識の緊張が解け、眠りに

つくことができます。

次に忘れてはならないのが、Calc Phos（リン酸カルシウム）です。心拍を安定させることで、リラックスできます。夜中にドキドキしながら目を覚ます人は、Calc Phosをとるとよいでしょう。こうすれば再び眠りにつくことができます。

筋肉リウマチ、関節リウマチ、痛風

シュスラー博士のバイオケミカル療法では、これらの疾患を別個のものとはとらえず、問題の原因がミネラル不足にあるという視点から解明しようとします。これらの疾患においては、同様のミネラルが主に不足しているということが分かりました。

寒い季節が訪れると、俗に「痛風がつきまとう」と言いますが、これが始まります。痛風結節や、関節軟骨の腫れが痛みだし、組織内にたまっていた酸の結晶がたえず痛みの原因になります（筋肉リュウマチ）。プリン体や酸が少ない食事をとることの重要性は見過ごしてはなりません。また（内服、外用ともに）ミネラルも病状を緩和します。以下のコンビネーションは長期間にわたって毎日とるとよく、また同じコンビネーションをクリームジェルで痛む箇所に塗るとよいでしょう。

ミネラル		効果
Ferr Phos	リン酸鉄	炎症を抑える
Kali Sulph	硫酸カリウム	細胞から老廃物を排出する
Nat Mur	塩化ナトリウム	プリン体を分解し、軟骨をつくる
Nat Phos	リン酸ナトリウム	尿酸の中和
Silica	シリカ	酸の結晶を分解する
Nat Bicarb	炭酸水素ナトリウム	酸を分解する

坐骨神経痛とぎっくり腰

秋になり、平均気温が下がると、筋肉も縮みます。筋肉がすでに普段から張っている人は、寒くなって筋肉が縮むととても痛みを感じます。縮んだ筋肉は椎骨を引き寄せ、椎間板を圧迫します。これが連鎖

して、最後には神経を圧迫します。そして特に腰椎と坐骨神経に負担がかかります。以下のコンビネーションを毎日とると、この悩みを予防することができます。また、関節用のクリームジェルも塗るとよいでしょう。

ミネラル		効果
Calc Flour	フッ化カルシウム	筋肉の弾力性を促進
Calc Phos	リン酸カルシウム	筋肉のこりを緩和
Ferr Phos	リン酸鉄	痛みを緩和
Nat Mur	塩化ナトリウム	椎間板の強化
Nat Phos	リン酸ナトリウム	酸の還元
Silica	シリカ	弱った神経への補給を増やす

喘息

喘息に苦しむ人は、「秋」の章をすべて読んでください。また、**Kali Sulph(硫酸カリウム)**不足が、健康に影響を及ぼしている可能性があります。**硫酸カリウム**は、酸素が細胞の内部へ入るのを助けます。また、喘息の状態によって他のミネラルも必要です。以下のコンビネーションを毎日とることで、改善することができます。

■ ヒント
喘息の治療は、専門医に相談してください！

ミネラル		効果
Ferr Phos	リン酸鉄	細胞への酸素の輸送を促進する
Kali Mur	塩化カリウム	痰を減らすのをたすける
Kali Phos	リン酸カリウム	エネルギーを供給する
Kali Sulph	硫酸カリウム	細胞への酸素の輸送を促進する
Mag Phos (ホット7)	リン酸マグネシウム	気管支をほぐす
Nat Mur	塩化ナトリウム	気管支を湿らせる

冬

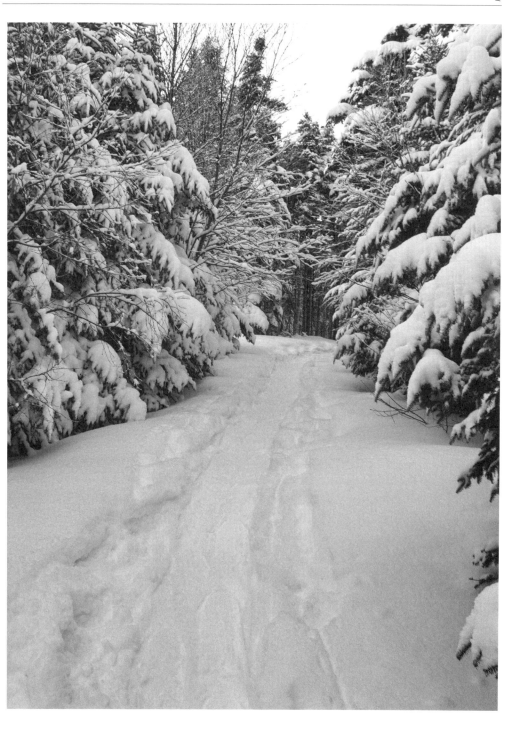

冬

色：白　シンボル：休息、力を貯める

　冬には、まわりの環境ががらりと変化します。ただし現代の技術によって、この変化はかなり和らげられました。しかしいくつかの行動様式は、まだ電気や暖房器具がなかった頃や、さまざまな商品を運ぶ手段がなかった頃のまま残っています。

　現代の冬の食事は、夏の食事とほとんど違いがなくなりました。調理済みの食品や冷凍食品は、夏に食べようと冬に食べようと、結局は同じです。どちらにせよこれらの食品は、取り立てて言うほどの質がないからです。胃を満たし、人は満足感を得ます。こうして、冬の生活条件を全く無視した、季節感がなく、価値のないものが食されています。冬における身体の主な課題は、屋外で長時間過ごす際の体温維持のほか、屋外の寒さと屋内の暖かさという温度差に順応することです。これもエネルギーがたくさん必要です。

　冬になると、身体が分解できる酸の量が減ります。これは食事に大きく影響します。例えば柑橘類の果物を沢山食べると、過酸化症が悪化する可能性があります。また、より脂っこい食事をとってしまうこともよくあります。とくに年末年始がそうです。

　冬は寒さの影響を受けるので、身体の新陳代謝のはたらきが変わり、脂っこい食事やこってりした食事のほうが受け付けやすくなるのです。

　この季節のテーマのひとつは、重い病気のアフターケアです。インフルエンザから回復した後は、数週間気分がすぐれないことが多く、いつもの調子が出ません。疲れやだるさをなかなか振り払うことができないのです。

12 月

ストレス

　ちょうど年間で「もっとも静かな季節」、つまりクリスマスシーズンに落ち着きのない状態になるというのは奇妙です。人々は忙しく動き回りますが、これは本来いろいろと物思いにふける時期には全くそぐわないことです。予定されている仕事をすべて年内に片付け、買い物をすべて済ませ、準備が必要なことはすべて完璧にして、家事もぬかりなくこなさなければならないのです。これらはストレスになり、身体にも負担となります。このあわただしさから抜け出すのは、なかなか大変です。したがって、疲れや健康の問題があまり早くに出てこないよう、予防する必要があります。また、必ずこたえなければならないような周囲からの期待も大きな問題となります。プレゼントの調達のことだけを考えるのがよいでしょう。

　以下のミネラルのコンビネーションは毎日とるのがよいのですが、元気になるためだけのものではありません。もしかしたら、無理な要求や期待に「ノー」という力も得られるかもしれません。

ミネラル		効果
Kali Phos	リン酸カリウム	エネルギーと力を与える
Silica	シリカ	神経系を強化
Kali Iod	ヨウ化カリウム	落ち着きのなさを鎮める
Calc Carb	炭酸カルシウム	内面を強化

やけど

　オーブンの天板でやけどをしてしまいました！　シュッという音がしてからひどい痛みが走り、皮膚が焼けたにおいがします。クリスマス用クッキーの焼け具合をみるときに、天板で火傷をしたのです。組織内の体液（間質細胞液）が細胞液ごと蒸発してしまいました。体内組織は即座に、足りなくなった液を傷ついた箇所に送ります。しかし細胞は、送られてきた液を吸収できなくなっています。なくなった液と

ともに、液を調整するエネルギーも蒸発してしまったのです。そしてよく知られている火傷性水泡ができます。

　失われたミネラルは主にNat Mur(塩化ナトリウム)です。したがって、やけどをしたあとすぐに**塩化ナトリウムと少量のFerr Phos(リン酸鉄)**のレメディーを粥状に溶いて、皮膚の痛む箇所に塗り、ラップをかぶせるとよいでしょう。これでラクトースが乾燥するのを防ぎ、作用物質が早く細胞に入り込むことができ、役目を果たせるようになります。この方法なら、火傷性水泡ができません。

　レメディーの数は、やけどした箇所の大きさで決めます。粥状に溶いたものを皮膚に塗るときは、2～3mmの厚さに塗るようにしてください。

　やけどはオーブンを使うときだけではなく、アイロンをするときにもなりえます。とにかく、主にNat Mur(塩化ナトリウム)はやけどに用いて、Ferr Phos(リン酸鉄)は痛みを和らげます。

消化器官の悩み
●消化不良

　祝祭日は、家族や友達と過ごすことのできる素晴らしい日ですが、落とし穴もあります。そのひとつが、豪華で誘惑的な食事です。胃腸に負担がかかっているときには、一日に複数回とることができる、以下のミネラルのコンビネーションが役に立つでしょう。250ccの水に溶かして一口ずつ口に入れるのが最適です。

　脂っこい食事をとると肝臓に負担がかかり、肝臓がその役目をこなすのに、とてもたくさんのNat Sulph(硫酸ナトリウム)が必要になります。その結果、胆汁に問題が起きます。Nat Sulph(硫酸ナトリウム)を30分おきに1錠ずつとることで、この問題は軽減されます。胃炎(胃粘膜炎)の場合、1時間おきにFerr Phos(リン酸鉄)を、15分おきにNat Phos(リン酸ナトリウム)をとるとよいでしょう。消化器官のあたりで激しい腹痛が起きた場合は、Mag Phos(リン酸マグネシウム)「ホット7」(56ページ参照)が必要となるでしょう。

ミネラル		効果
Ferr Phos	リン酸鉄	消化器官の血行を促進する
Kali Sulph	硫酸カリウム	すい臓のはたらきを促進し、飽食感を緩和する
Mag Phos	リン酸マグネシウム	腸のぜん動を促進する
Nat Mur	塩化ナトリウム	水分を調整する
Nat Phos	リン酸ナトリウム	脂質の調整、酸の中和、糖の消化
Nat Sulph	硫酸ナトリウム	老廃物の排出と体内浄化を促進する
Nat Bicarb	炭酸水素ナトリウム	酸の中和

● 鼓　腸

鼓腸(腸内にガスが大量にたまってお腹がふくれること)は、特殊な問題です。

● 刺すような痛みや疝痛の場合は、Mag Phos「ホット7」を用います。
● ひどく不快な(腐った卵のような)臭いを伴うおならがたまっているときは、Nat Sulph(硫酸ナトリウム)を用います。急性扱いでとるとよいでしょう。
● 飽食感がひどくなり、上腹部にひどく不快な圧迫感を感じるときは、Kali Sulph(硫酸カリウム)が不足しています。

● 便　秘

便秘は、食事を過剰に取ったり、栄養が偏っていたり、気候の変化や、精神的な影響などが原因でなります。下剤を用いると、身体には大きな負担がかかります。シュスラー博士の組織塩のコンビネーションを毎日とると便秘は改善し、予防にもなります。

ミネラル		効果
Ferr Phos	リン酸鉄	腸壁と腸絨毛の血行を促進する
Kali Mur	塩化カリウム	腺のはたらきをたすける
Mag Phos	リン酸マグネシウム	腸のぜん動を促進する
Nat Mur	塩化ナトリウム	水分を調整する
Nat Phos	リン酸ナトリウム	脂肪の代謝に重要

このコンビネーションは、一時的な便秘だけではなく、長期にわたり健康を害している慢性の便秘にも用いることができます。浣腸（81ページ参照）としても用いることができますが、これは緊急に腸にミネラルを補給する必要があるときにのみ有効です。

食欲過多

　身体の過酸化は、Nat Phos（リン酸ナトリウム）と直接関係があります。このミネラルは脂質の調整と、尿酸の尿素への変換、そして糖の分解を担当しています。

　体内組織は、何かが不足しているときに独特の形でそれが表面化します。したがって、体内組織が発する情報を理解する必要があります。体内組織からの情報を表面的にしか読み取れないと、ミネラルの不足がもっとひどくなり、欲求がさらに強くなります。特定のものが無性に欲しくなったときは、特定のミネラルが不足していることを表しています。

　該当するシュスラー塩のミネラルを一定時間とり続ければ、欲求は消えていくでしょう。

欲　求	不足しているミネラル	
牛乳（または拒否感）	Calc Phos	リン酸カルシウム
燻製、ケチャップ、マスタード	Calc Phos	リン酸カルシウム
ナッツ	Kali Phos	リン酸カリウム
チョコレート	Mag Phos	リン酸マグネシウム
アルコール	Nat Mur	塩化ナトリウム
塩	Nat Mur	塩化ナトリウム
甘いもの、小麦粉製品	Nat Phos	リン酸ナトリウム

歯　痛

　歯が急に痛むときは、Ferr Phos（リン酸鉄）を頻繁にとるのが最適です。分量は痛みの強さに応じて調整します。

寒さに弱い

不安な気持ちは、とくに子供の頃、ひどい体験によって出てきます。また、あらゆることに危険を感じる過度に用心深い親も、不安な気持ちを引き起こす原因になりえます。「身体を冷やしてはだめよ！」「むせないようによく噛みなさい！」などとたえず注意することは、子供のためを思ってのことなのですが、子供にとっては良くない影響を与えるかもしれません。

不安になると、筋肉がこわばり始めます。筋肉の張りを維持するには、たくさんのエネルギーが必要です。身体の表面の血行が制限されて、寒気がするようになります。筋肉が緊張するということは、筋肉の鎧を作って体を守っているということで、とてもたくさんのCalc Phos（リン酸カルシウム）が必要になります。**リン酸カルシウム**が不足すると、筋痙攣などが起きます。

このような傾向を持つ人が、特に寒い季節が苦手なのは無理もありません。そのような人は筋肉のこわばりを緩和するために、Calc Phosを毎日服用するとよいでしょう。

また、その人特有の悩みは、ミネラルをとることでは解決できないので、きちんと相談するのがよいでしょう。

1 月

ウインタースポーツ

スキーをするときには、スキー靴によって足の特定の箇所が圧迫されることがよくあります。これに対してはFerr Phos（リン酸鉄）を用いることができます。既に水泡ができてしまっている場合は、火傷のときと同様の対策をとります。（99ページ参照）

けがをしたときの応急処置として、Ferr Phosをなるべく頻繁にとるのがよいでしょう。転倒したときの対応も同様です。

● 腱挫傷

ねんざなどで腱が伸びたり、筋違えになったりしたときは、Ferr Phos（リン酸鉄）、Kali Phos（リン酸カリウム）、Nat Mur（塩化ナトリウム）と、Calc Flour（フッ化カルシウム）、Silica（シリカ）を、4:1の

コンビネーションを粥状に溶いて塗るとよいでしょう。

痛みが和らいだら、同じコンビネーションを用いたクリームジェルを用いることができます。

加えて、同じコンビネーションのシュスラー塩をそれぞれ服用してもよいでしょう。

風邪と発熱

体温は酸化作用によって生じます。酸素が炭素と化合し、二酸化炭素が生まれます。一定の体温を保つには、複雑なプロセスが必要です。外からの影響で体温が変わると、変化した体温を調整するメカニズムのはたらきが始まります。

気温が低い冬は、水分がそれ以上体外に逃げないように、皮膚の毛穴が閉ざされます。皮膚の表面にある冷えた体液は、温められた体液と交換されます。このようにして、早めに身体を十分に暖めないと、寒さはしだいに身体の深部に入っていきます。

夏に体温が上がると、皮膚の水分が蒸発することによって体温の調節が行われます。一方で、体の表面で温まった体液は、身体の内側にあった、より冷めた体液と交換されます。しかし全体的には、体温が上がり、このプロセスはもともと限界があります。

サウナでは、どんなサウナの入り方でも体温は38度以上に上がり、出た後は適切に身体を冷ます必要があります。特に頭は強く圧迫されるため、冷やすことが大切です。

冬でも夏でも一定の体温を保つために、体内組織は**塩化ナトリウム**を必要とします。最初は「メインの貯蔵庫」からこのミネラルをとります。**塩化ナトリウム**の減少分が「貯蔵庫」に補給されないと、体は組織の「長期の貯蔵庫」からもって行きます。すると冬でも夏でも水洟がでるのも不思議ではありません。

風邪の予防には、Ferr Phos（リン酸鉄）と、Nat Mur（塩化ナトリウム）をとるとよいでしょう。

- **軽い熱や子供の発熱**

特別何かに頑張っているとき、体内組織は非常にたくさんのFerr Phos（リン酸鉄）を消費します。この重要なミネラルのストックが底

をついてしまう前に、体内組織は非常措置をとります。

　輸送のはたらき、つまり新陳代謝が、ミネラルが不足していても滞りなく行われるように、稼動のための温度が上がります。これによって、血液が血管を流れる速度も速まります。稼動のための温度が上がることはすなわち熱が出ているということで、多くの場合あまりにも早く熱を下げてしまう薬で対策がとられます。熱が下がってしまうと、健康のために必要だった体内の重要なプロセスが進まなくなります。

　熱が出たときの体温は37.0度から38.8度です。上限は0.3度ほど上下します。ミネラルを熟知している人や助言ができる人は、患者の熱がいつ上がるのかを見極め、いつ**リン酸鉄**を取ればよいのかを決めることができます。これは場合によって様々です。はっきり分からない場合には、とにかく**リン酸鉄**とKali Phos（リン酸カリウム）を同時にとるとよいでしょう。

　体内組織がすぐに必要としているミネラル、つまり**リン酸鉄**が与えられると、稼動のための温度を上げる必要がなくなり、熱が下がります。シュスラー博士のバイオケミカル療法では、熱を下げようと努力するのではなく、熱が上がる必要性をなくしてしまうのです。

　体内組織が**リン酸鉄**を吸収するのにはたいへん時間がかかり、身体は安静にしておかなければなりません。睡眠時間が少ない人は、**リン酸鉄**が不足しています。また睡眠が妨げられて身体が休まらないと、**リン酸鉄**をうまく体内にためておくことができません。耳のはたらきには十分な**リン酸鉄**が必要なため、このような場合、突発性難聴の症状が出ることが多いようです。

- ●高　熱

　38.8度以上の高熱が出たときには、Kali Phos（リン酸カリウム）を用いるとよいでしょう。

> 高熱の際にミネラルをとって熱を下げようとする場合、熱が患者の身体をたいへん消耗させるため、よく考える必要があります。たいていの場合、早めに医者の助言をもらうことをお勧めします。

アドバイス

　熱が下がった後、場合によってはシュスラー博士の組織塩で、使用

した解熱剤を分解させてもよいでしょう。

● **流行性感冒症**

ひどい睡眠不足の人や、免疫力が弱っている人は、よく風邪を引きます。身体の休息が少なすぎることによって再生や老廃物の排出が行えないと、排出されるべき物質が滞ってしまいます。老廃物がたまりすぎると、体内組織はまた非常措置をとります。ただしこの非常措置の前に、身体はサインを発して、どの程度の非常事態になっているのかを知らせます。患者は元気がまったくなくなります。これが流行性感冒症の最初のサインです。流行性感冒症は、ウイルス性の流感とは異なり、本来は身体を浄化するためにかかるものです。

元気がまったくなくなったら、Nat Sulph（硫酸ナトリウム）を用いるとよいでしょう。このサインを見逃すと、体内組織はもっと強い措置をとります。体温を上げて、長期にわたりたまりすぎた老廃物を排出しようとするのです。体温を上げると新陳代謝の速度が速まります。

横になって安静にすることは、ふたつのレベルで体内組織を助けます。安静にすることにより**リン酸鉄**の消費が少なくて済み、そして老廃物の量も、かなり減少します。身体の活動がまったく行われないため、筋細胞からも鉄をとっていきます。Ferr Phos（リン酸鉄）を十分に取ることで体温は早めに下がりますが、患者の体にはまだ負担をかけないようにします。体内組織の回復にはまだ時間がかかるからです。筋肉の鉄分が失われると、しばらくは足元がおぼつかない感じがします。体内の浄化と関係して、たいていは鼻水が出ますが、これは**塩化ナトリウム**が不足しているということのサインです。また、粘性の白い痰が出る咳は、**塩化カリウム**が不足しているということです。

● **気管支炎**

気管支は、Kali Mur（塩化カリウム）の貯蔵庫です。冬場は腺がさかんにはたらいて、**塩化カリウム**のストックはすぐに減ってしまいます。ストックがなくなってしまうと、体力が消耗します。すると繊維素と結びついていたミネラルが気管支から引き出されて、繊維素は白っぽい粘液になって咳をして吐き出されます。

気管支の**塩化カリウム**が不足すると、炎症を起こします。その結果、数週間続くことも多い、しつこい気管支炎になります。

このような場合、咳止め軟膏を用いるとよいでしょう。少し厚めに塗ると、患部が軽く暖まり、ミネラルが夜の間にゆっくりと浸透します。軟膏は、ジェルと違ってとてもゆっくりとミネラルを供給します。同じミネラルのコンビネーションは、服用することもできます。

ミネラル		効果
Calc Phos	リン酸カルシウム	胸部の筋肉の張りを和らげる
Kali Mur	塩化カリウム	繊維素をつなぎ、また腺のはたらきに必要
Mag Phos	リン酸マグネシウム	気管支のこわばりをほぐす

暖房した部屋の乾燥した空気はさらなる負担となりますので、部屋の湿度を調整しましょう。このほか、咳き込むことが減ったり、鼻粘膜も沈静されたりします。

子供の場合は、気管支炎が完治するまで気をつけましょう。油断すると、肺炎を起こしたり、化膿性気管支炎になったりするおそれがあります。これらの場合は、必ず医者の診察を受けてください！

> **アドバイス**
> エッセンシャル・オイルは、病気になった粘膜にはさらに負担をかけるので、用いないようにしましょう。

仮性クループ

仮性クループは、暖房が必要な時期に、喉頭炎にかかったときによく発症します。この気になる症状が表れたときの応急処置としては、窓を開け、湿ったタオルを部屋に干すことをお勧めします。医師による治療に加えて、以下のコンビネーションをとるとよいでしょう。

ミネラル		効果
Calc Phos	リン酸カルシウム	気管支の緊張をゆるめる
Ferr Phos	リン酸鉄	血行を促進する
Nat Mur	塩化ナトリウム	粘膜を湿らせる

肌 と 唇

皮膚の最も外側の表面は、主に角質、つまりケラチンによって形成されています。角質はCalc Flour（フッ化カルシウム）によって、これほど硬い物質が皮膚の表面を形成していることに気付かないくらいの弾力性としなやかさを保ちます。**フッ化カルシウム**は、次に挙げているように、体内のあらゆる組織の弾力性に必要です。

- 血管の伸縮
- 靭帯の伸縮
- 妊娠中の腹部の拡張
- 寒いときの、表面組織や血管、リンパ管の収縮
- 暖かいときの、組織や血管、リンパ管の拡張

冬には、屋内外の温度差によって、非常に多くの**フッ化カルシウム**が消費されます。このとき、皮膚のもっとも外側の層からも**フッ化カルシウム**が奪われ、その結果角質の弾力性がなくなって裂けます。皮膚が荒れたり、ひびが入ったりします。**フッ化カルシウム**をとったり、クリームジェルを塗ったりすることで、驚くほど早くに回復します。外用する際には、**フッ化カルシウム**とともにSilica（シリカ）を用いることをお勧めします。

足の骨折

残念なことに、冬はよく骨折します。折れた骨が治るまではギプスで守るため、ミネラルを外用することはできません。しかし服用することによって、かなりの助けになります。以下のコンビネーションは、毎日とるとよいでしょう。

ミネラル		効　果
Calc Flour	フッ化カルシウム	骨の表面を形成し、弾力性をもたらす
Calc Phos	リン酸カルシウム	骨の形成
Ferr Phos	リン酸鉄	血行を促進する
Kali Phos	リン酸カリウム	再生のためのエネルギーを与える
Nat Mur	塩化ナトリウム	組織を新しくつくる
Silica	シリカ	骨の中の結合組織
Calc Carb	炭酸カルシウム	骨の硬さ

2 月

謝肉祭(カーニバル)――お酒の飲みすぎ

　謝肉祭の時期には、楽しい会話をしながらついついお酒が進んで、身体が許容できる以上の量のお酒を飲んでしまうことがあります。次の日には、頭がずきずきと痛みます。このようなときは、Ferr Phos(リン酸鉄)を、間を空けずに口に入れるとよいでしょう。

　お酒をチャンポンで飲んだり、あまり質のよくないお酒を飲んだりしたことによる二日酔いの頭痛の場合は、Nat Sulph(硫酸ナトリウム)を選ぶと、身体に負担となる物質を早く分解するのを助けます。いくつかの頭痛薬よりもこのようなミネラルのほうが早く効果があらわれることもあります。

凍傷、しもやけやあかぎれ

　暖かい部屋で凍傷が解けると、ひどく痛みます。Ferr Phos(リン酸鉄)で、再びめぐるようになった血流を助けることができます。

　凍傷によって細胞が壊死したときは、Nat Sulph(硫酸ナトリウム)によって分解することができます。このときも、内用、外用ともに役に立つでしょう。

冬休みの日光対策

　山岳地帯では、紫外線対策をしっかりととる必要があります。これについては、6月の記述をご覧下さい。(59ページ以降参照)

よくある質問

Q：シュスラー博士の組織塩（ティッシュソルト）は、なぜ口の中で溶かさなくてはならないのですか？
A：作用物質が、口腔の粘膜、咽頭の粘膜、食道の粘膜から吸収されるからです。胃では、胃酸の強力な酸によって変質してしまいます。

Q：シュスラー塩（ティッシュソルト）をとると、体重が増えるのですか？
A：体中の組織が丈夫になるので、体重が増える可能性はあります。ただし体重が増えても、太ることはありません。

Q：ミネラルをとることによって下痢になることはありますか？
A：下痢は、体内組織が有害物質を分解して身体から排出しているということの表れです。また、ミネラルのレメディーに含まれるラクトース（乳糖）によって便が柔らかくなることはありますが、下痢を引き起こすということはありません。

Q：便秘になる可能性はありますか？
A：シュスラー塩（ティッシュソルト）をとることで、体内の機能が改善され、老廃物や有害物質を排出するために水分が必要になることがあります。このことから便秘になることがあります。便秘のときに用いるミネラルをとったかどうかを調べる必要もあります。十分に水を飲むようにしましょう。

Q：ミネラルをとることで、胸焼けを起こす可能性はありませんか？
A：主に**Nat Phos**（リン酸ナトリウム）は、胃酸を調整します。体内の酸の濃度が高いとき、体内組織は即座に負担を軽くするはたらきを始め、余分な酸を胃に捨てます。すると胸焼けを起こします。ただし、体内の余分な酸がなくなったら治まります。2、3日後に体内の酸の濃度が通常通りになったら、胸焼けはなくなります。

Q：シュスラー塩（ティッシュソルト）は、
ホメオパシーとあわせて使えますか？
A：シュスラー博士のバイオケミカル療法は、どんな療法にとっても助けになります。体内組織が必要としている物質を与えるものだからです。

Q：シュスラー塩（ティッシュソルト）は、医薬品とあわせて使えますか？
A：前の回答と同じです。シュスラー博士の組織塩は、医薬品に含まれる物質が活用されるように、体内組織をたすけます。ミネラルは、老廃物の排出に特に重要です。

Q：依存症になりませんか？
A：体内のミネラルがとても不足しているときは、無性にミネラルをとりたいという欲求が生じます。しかし体内のミネラル貯蔵庫が満たされていけば、次第にその欲求もなくなります。

Q：なぜ、あるミネラルの不足のサインが、特別強く表れることがあるのでしょうか？
A：重要なミネラルの不足を見逃していると、身体はそれを訴えるために「叫び」をあげます。このとき、不足しているミネラル特定のサインが表れるのです。

Q：ミネラルが不足しているとき、シュスラー塩（ティッシュソルト）をとるだけでよいのですか？
A：それはちがいます！　栄養満点の食事をとるように心がけてください。

Q：なぜミネラルによって味の違いがあり、溶ける速さも違うのですか？
A：ミネラルが速く溶けるときは、身体がそれだけ緊急にミネラルを必要としているということです。また、甘く感じれば感じるほど、必要の度合いが大きいということです。溶けるのが速く、味も甘いということが同時に起きる場合もあります。

Q：ミネラルが苦く感じられることはありますか？
A：身体に負担がかかっている人の場合、**Nat Sulph**（**硫酸ナトリウム**）をとると、口の中で残りかすが分解されて排出されることがあります。これによって口内にある残りかすが減り、身体のほかの部分から、新たな残りかすが運ばれてきます。この反応は、残りかすが体内にたまりすぎている場合にのみ、表れます。

Q：コーヒーやアルコールの摂取は、効果の妨げとなりますか？
A：コーヒーもアルコールも、新陳代謝に大きな影響を与える嗜好品です。両方とも、特に肝臓に負担をかけます。主に肝臓のなかではたらく**Nat Sulph**（**硫酸ナトリウム**）が不足すると、有害物質の排出が妨げられます。

Q：シュスラー博士の組織塩（ティッシュソルト）は、どのくらい速く効果がでますか？
A：シュスラー塩（ティッシュソルト）の効果が表れる速さは、抱えている問題によって差があります。

Q：シュスラー塩（ティッシュソルト）を溶かすときは、水に溶かせばいいですか？
A：シュスラー塩（ティッシュソルト）のミネラルを溶かすときは、水が最適です。ほかの液体では、効果が減ってしまいます。

Q：シュスラー塩（ティッシュソルト）を、ミネラルウォーターで代用することはできますか。
A：ミネラルウォーターのほとんどは、鉱泉からとってきたものです。このようなミネラルウォーターは、ミネラル不足を補い、特定の病気の回復のたすけとなるでしょう。不足分が満たされると、ミネラルを豊富に含むものをさほど欲しいと思わなくなります。ミネラルウォーターは主に細胞外の不足を満たしますが、シュスラー博士の組織塩は、細胞内の不足を補います。ミネラルウォーターをよく飲む人は、特定のミネラルだけ過剰にとることにならないよう、種類を頻繁に変えたほうがよいでしょう。ミネラルウォーターは、

ミネラル含有量が少なめのものにしましょう。ミネラル濃度が高いため、ベビー用の食事には使わないほうがよいでしょう。

Q：糖尿病にもシュスラー塩（ティッシュソルト）を用いることができますか？
A：糖尿病患者の場合は、ミネラル30錠分で1BE分の乳糖を含むということを念頭に置く必要があります。レメディーを溶かして乳糖の摂取を避けることも可能です（30ページ参照）。

Q：栄養満点の食事をとるだけでは足りないのですか？
A：栄養満点の食事をとっている人は、よりよいミネラル補給ができていることは間違いありません。しかし人間を取り巻く環境が変化した（ストレス、忙しい生活など）ことにより、食事だけでは補えないほど、細胞内のミネラルが消費されています。また、現代の食料品は昔に比べてミネラル含有量が減っています。

Q：長期間にわたりミネラルを摂取しても成果が出ないのはなぜですか？
A：この場合は様々な原因が考えられます。
- 分量が少なすぎる（ホメオパシーの分量では足りません）
- とるべきミネラルをとっていない
- 睡眠環境が悪い
- 抱えている問題が、ミネラルでは解決できない次元のものである
- 不健康な食事
- 虫歯の詰め物にアマルガム（水銀と他の金属との合金）を使っているため、口内が常に有毒になっている
- 負担が大きすぎる（仕事、家族、社会的な環境）
- 進行した重い病にかかっている

Q：ミネラルの表には、どの食品でシュスラー博士の組織塩を満たすことができるのか、書かれていますか？
A：書かれていません。表には、各ミネラルについての説明が書かれています。シュスラー博士の組織塩のような、特定のミネラル化合物がどれだけ含まれているかという研究があるのかは、わかりません。

症状別ミネラル一覧（50音順）

　ここに示されているたいていのミネラルは、コンビネーションになっています。ミネラルは製品に書かれた必要錠数を容器からとり出し、混ぜてとります。体内組織に取り込まれやすいので、このとり方のほうが良いのです。体内のミネラルが著しく不足しているときは、ミネラルをたくさんとるとよいでしょう。ただし敏感な人や子供は、およそ半分の量をとることから始めて、望んでいる効果が表れないときにのみ、量を増やしてください。「ミネラルの配量」に書かれていることに気をつけてください（33ページ参照）。

	疾患、不調	ミネラル	
あ	赤ら顔：青みをおびた赤	Nat Sulph	硫酸ナトリウム
	赤ら顔：深紅色	Mag Phos	リン酸マグネシウム（ホット7）
	赤ら顔：ほてり、赤い	Ferr Phos	リン酸鉄
	悪臭がする	Kali Brom	臭化カリウム
	朝寝坊、朝に弱い	Mag Phos Nat Mur	リン酸マグネシウム（ホット7） 塩化ナトリウム
	足：潰瘍 （このコンビネーションのジェルかクリームジェルを患部に塗るのもよい）	Ferr Phos Kali Phos Kali Sulph Nat Sulph	リン酸鉄 リン酸カリウム 硫酸カリウム 硫酸ナトリウム
	足：潰瘍	75、76ページ参照	
	足：むくみ	Nat Sulph	硫酸ナトリウム
	足の骨折	108ページ参照	
	汗：些細な動作で汗が出る	Calc Phos Calc Carb	リン酸カルシウム 炭酸カルシウム
	汗：量が少ない	Nat Mur	塩化ナトリウム
	足の異常発汗	Nat Phos Silica	リン酸ナトリウム シリカ
	頭の汗：におう	Silica	シリカ

疾患、不調	ミネラル	
脂っこい食事 （脂っこい食事で 体調が悪化したとき）	Kali Mur Nat Phos	塩化カリウム リン酸ナトリウム
脂っこい食事のあとの下痢	Calc Flour Nat Phos	フッ化カルシウム リン酸ナトリウム
アマルガム（水銀と他の金属の 合金）の解毒（排出）	Kali Mur Nat Mur Nat Sulph	塩化カリウム 塩化ナトリウム 硫酸ナトリウム
アレルギー	53、54ページ参照	
い 胃炎（胃粘膜炎）	Ferr Phos Nat Mur Nat Phos	リン酸鉄 塩化ナトリウム リン酸ナトリウム
息苦しさ（夜中）	Kali Sulph	硫酸カリウム
意気消沈	94ページ参照	
胃　酸	「胸焼け」参照	
痛み：急激な痛み	Mag Phos	リン酸マグネシウム（ホット7）
痛み：全般	Ferr Phos	リン酸鉄
痛み：ひきつるような痛み （リューマチ）	Kali Sulph Nat Sulph	硫酸カリウム 硫酸ナトリウム
胃腸カタル	「胃炎」参照	
胃痛：痙攣性 （胃酸過多による）	Ferr Phos Nat Phos	リン酸鉄 リン酸ナトリウム
い　ぼ （このコンビネーションは ジェルまたはクリームジェル としても用いることもできます）	Kali Mur Nat Sulph	塩化カリウム 硫酸ナトリウム
咽喉炎	Ferr Phos Kali Mur Nat Phos	リン酸鉄 塩化カリウム リン酸ナトリウム
咽頭カタル	「喉の炎症」参照	
インフルエンザ	「流行性感冒」参照	

症状別ミネラル一覧

疾患、不調	ミネラル	
う 魚の目 （このコンビネーションはジェルかクリームジェルとして用いてもよい）	Calc Flour Silica	フッ化カルシウム シリカ
打ち身、打撲	「けが」参照	
うつ気分、気分が沈みがち	94ページ参照	
え 嚥下困難	Mag Phos	リン酸マグネシウム（ホット7）
炎症：急性	Ferr Phos	リン酸鉄
炎症：慢性	Ferr Phos Nat Phos	リン酸鉄 リン酸ナトリウム
お 嘔吐 （ミネラルを溶かしてとること）	70ページ参照	
嘔吐を伴う下痢、子供の場合も	80ページ参照	
悪寒、さむけ	Calc Phos Ferr Phos Kali Phos Nat Sulph	リン酸カルシウム リン酸鉄 リン酸カリウム 硫酸ナトリウム
おたふくかぜ （このコンビネーションはジェルまたはクリームジェルとしても用いることもできます）	Ferr Phos Kali Mur Nat Mur Silica	リン酸鉄 塩化カリウム 塩化ナトリウム シリカ
音に敏感	Silica	シリカ
おむつかぶれ （このコンビネーションはジェルまたはクリームジェルとしても用いることもできます）	Ferr Phos Nat Sulph	リン酸鉄 硫酸ナトリウム
おりもの：黄茶けている	Kali Sulph	硫酸カリウム
おりもの：白っぽい	Kali Mur	塩化カリウム
おりもの：水っぽい	Nat Mur	塩化ナトリウム
か 外骨症、骨瘤 （このコンビネーションはジェルまたはクリームジェルとしても用いることもできます）	Calc Flour Silica	フッ化カルシウム シリカ

疾患、不調	ミネラル	
潰瘍	Ferr Phos Nat Phos Silica Calc Sulph	リン酸鉄 リン酸ナトリウム シリカ 硫酸カルシウム
潰瘍　硬化の場合はさらに	Calc Flour	フッ化カルシウム
顔：青白い、生気がない	Kali Phos Cuprum Ars	リン酸カリウム ヒ酸銅
顔：血色が悪い	Calc Phos Kali Alumina Sulph	リン酸カルシウム 硫酸アルミニウムカリウム
顔が痛い（「頭痛」も参照）	Ferr Phos Kali Phos	リン酸鉄 リン酸カリウム
顔がてかる	Nat Phos	リン酸ナトリウム
過食症、病的飢餓	Calc Phos Ferr Phos Kali Phos Mag Phos Silica	リン酸カルシウム リン酸鉄 リン酸カリウム リン酸マグネシウム（ホット7） シリカ
風邪：軽い	Ferr Phos Kali Mur Kali Phos Nat Mur Nat Phos Nat Sulph	リン酸鉄 塩化カリウム リン酸カリウム 塩化ナトリウム リン酸ナトリウム 硫酸ナトリウム
仮性クループ	107ページ参照	
下腿潰瘍	「足の潰瘍」参照	
カタル	Ferr Phos Kali Mur Kali Sulph Nat Mur Nat Sulph	リン酸鉄 塩化カリウム 硫酸カリウム 塩化ナトリウム 硫酸ナトリウム
学校：頭痛	Calc Phos	リン酸カルシウム
褐色斑、肝斑	Kali Sulph	硫酸カリウム

疾患、不調	ミネラル	
過度伸展（腱、筋肉、靭帯など） （このコンビネーションは ジェルまたはクリームジェル としても用いることもできます）	Calc Flour Calc Phos Ferr Phos Kali Phos Nat Mur Silica	フッ化カルシウム リン酸カルシウム リン酸鉄 リン酸カリウム 塩化ナトリウム シリカ
化膿 （このコンビネーションの ジェルかクリームジェル を患部に塗るのもよい）	Nat Phos Silica Calc Sulph	リン酸ナトリウム シリカ 硫酸カルシウム
化膿した膿瘍	化膿の項目を参照のこと	
花粉症	53、54ページ参照	
髪：枝毛	Nat Phos Silica	リン酸ナトリウム シリカ
体のほてり	Ferr Phos Mag Phos Nat Mur	リン酸鉄 リン酸マグネシウム（ホット7） 塩化ナトリウム
過労 （体内組織に吸収されやすい ように、少量から始める）	Calc Flour Calc Phos Ferr Phos Kali Mur Kali Phos Kali Sulph Mag Phos Nat Mur Nat Phos Nat Sulph Silica Kali Iod Calc Carb	フッ化カルシウム リン酸カルシウム リン酸鉄 塩化カリウム リン酸カリウム 硫酸カリウム リン酸マグネシウム 塩化ナトリウム リン酸ナトリウム 硫酸ナトリウム シリカ ヨウ化カリウム 炭酸カルシウム
眼精疲労	90ページ参照	
関節	95ページ参照	
関節：柔らかすぎる	Calc Flour	フッ化カルシウム
関節がぱきっと鳴る	Kali Mur	塩化カリウム

症状別ミネラル一覧

疾患、不調	ミネラル	
関節痛 (このコンビネーションの ジェルかクリームジェル を患部に塗るのもよい)	Calc Flour Calc Phos Ferr Phos Nat Mur Nat Phos Silica Calc Carb	フッ化カルシウム リン酸カルシウム リン酸鉄 塩化ナトリウム リン酸ナトリウム シリカ 炭酸カルシウム
	「炎症」の項目も参考にすること。	
関節の腫れ	Kali Mur Nat Mur Kali Iod	塩化カリウム 塩化ナトリウム ヨウ化カリウム
乾　癬	Kali Sulph Mag Phos Nat Phos Nat Sulph Silica	硫酸カリウム リン酸マグネシウム リン酸ナトリウム 硫酸ナトリウム シリカ
肝臓疾患	Kali Sulph Nat Sulph	硫酸カリウム 硫酸ナトリウム
浣　腸	81ページ参照	
き 記憶力の低下	Kali Phos ali Sulph Nat Sulph	リン酸カリウム 硫酸カリウム 硫酸ナトリウム
記憶力の低下：慢性	Kali Phos Mangan Sulph Zinc Mur	リン酸カリウム 硫酸マンガン 塩化亜鉛
気管支炎	106、107ページ参照	
気候の変化	84ページ参照	
気性：落ち着きがない	Ars Iod	ヨウ化ヒ素
傷	「火傷」「けが」参照	
寄生虫(カイチュウ、ギョウチュウ)	Nat Phos	リン酸ナトリウム
蟻走感(蟻が皮膚を這っている ような感じ)、血行不良	Calc Phos Kali Phos	リン酸カルシウム リン酸カリウム
喫煙者の咳	Kali Mur Kali Sulph Nat Sulph Calc Sulph	塩化カリウム 硫酸カリウム 硫酸ナトリウム 硫酸カルシウム

疾患、不調	ミネラル	
ぎっくり腰	95、96ページ参照	
機能不全：全般	Calc Phos	リン酸カルシウム
	Ferr Phos	リン酸鉄
	Kali Phos	リン酸カリウム
	Nat Mur	塩化ナトリウム
	Calc Carb	炭酸カルシウム
牛乳の消化不良：拒絶	Calc Phos	リン酸カルシウム
牛乳の消化不良：乳児	Calc Phos	リン酸カルシウム
	Kali Mur	塩化カリウム
胸　痛	Calc Phos	リン酸カルシウム
	Ferr Phos	リン酸鉄
	Kali Mur	塩化カリウム
拒食症 （少量からスタートし、 徐々に増やす） 医師の診察を受けましょう！	Calc Flour	フッ化カルシウム
	Calc Phos	リン酸カルシウム
	Ferr Phos	リン酸鉄
	Kali Mur	塩化カリウム
	Kali Phos	リン酸カリウム
	Kali Sulph	硫酸カリウム
	Mag Phos	リン酸マグネシウム（ホット7）
	Nat Mur	塩化ナトリウム
	Nat Phos	リン酸ナトリウム
	Nat Sulph	硫酸ナトリウム
	Silica	シリカ
	Calc Sulph	硫化カルシウム
筋肉痛：予防	Ferr Phos	リン酸鉄
筋肉痛	Kali Sulph	硫酸カリウム
筋肉のこわばり （このコンビネーションは ジェルまたはクリームジェル としても用いることもできます）	Calc Flour	フッ化カルシウム
	Calc Phos	リン酸カルシウム
	Ferr Phos	リン酸鉄
	Nat Mur	塩化ナトリウム
	Silica	シリカ
＜ 口が渇く	Nat Mur	塩化ナトリウム
	Kali Alumina Sulph	硫酸アルミニウムカリウム
	Ferr Phos	リン酸鉄
唇：乾燥、割れる	Calc Flour	フッ化カルシウム
	Nat Mur	塩化ナトリウム

疾患、不調	ミネラル	
クループ（治療の補助として）	Calc Phos Kali Sulph Mag Phos	リン酸カルシウム 硫酸カリウム リン酸マグネシウム（ホット7）
車を運転するとき	71、72ページ参照	
け けいれん：筋肉	Calc Phos	リン酸カルシウム
けいれん：疝痛のような	ag Phos	リン酸マグネシウム（ホット7）
けが（応急処置：粥状に溶いたものを塗り、内服する）	Ferr Phos	リン酸鉄
けが、脱臼	「過度伸展」参照	
血液：尿酸過多	Nat Phos	リン酸ナトリウム
血管の効果 （このコンビネーションのジェルかクリームジェルを患部に塗るのもよい）	Calc Flour Nat Phos Silica	フッ化カルシウム リン酸ナトリウム シリカ
月経障害	Calc Phos Mag Phos	リン酸カルシウム リン酸マグネシウム（ホット7）
血行が悪い	Ferr Phos Kali Phos Kali Sulph	リン酸鉄 リン酸カリウム 硫酸カリウム
結合組織の機能不全	Calc Flour Silica	フッ化カルシウム シリカ
結膜炎	59ページ参照	
解毒、浄化：全般	Kali Mur Nat Mur	塩化カリウム 塩化ナトリウム
解毒、浄化：予防接種後	Kali Mur	塩化カリウム
下痢	80ページ参照	
下痢：臭い	Kali Ars	亜ヒ酸カリウム
こ 口角：ただれ （このコンビネーションはジェルまたはクリームジェルとしても用いることもできます）	Calc Flour Ferr Phos	フッ化カルシウム リン酸鉄
硬化症	Calc Flour Nat Phos Silica	フッ化カルシウム リン酸ナトリウム シリカ

症状別ミネラル一覧

疾患、不調	ミネラル	
口腔カンジダ症、アフタ（口内炎）（このコンビネーションはジェルまたはクリームジェルとしても用いることもできます）	Kali Mur Calc Sulph	塩化カリウム 硫化カルシウム
口腔粘膜炎	Nat Mur Calc Sulph Ferr Phos Kali Phos	塩化ナトリウム 硫化カルシウム リン酸鉄 リン酸カリウム
高血圧	Nat Mur	塩化ナトリウム
口　臭	Kali Phos	リン酸カリウム
甲状腺腫	Kali Mur Kali Brom Kali Iod	塩化カリウム 臭化カリウム ヨウ化カリウム
口唇ヘルペス（疱疹）	Nat Mur Nat Sulph	塩化ナトリウム 硫酸ナトリウム
後頭部の頭痛	Calc Phos Mag Phos	リン酸カルシウム リン酸マグネシウム（ホット7）
口内炎、口腔カンジダ症	Kali Mur	塩化カリウム
更年期障害	Calc Phos Ferr Phos Mag Phos Silica	リン酸カルシウム リン酸鉄 リン酸マグネシウム（ホット7） シリカ
更年期（女性）	「骨粗鬆症」「のぼせ」参照	
肛門付近のかゆみ（クリームジェル）	Calc Phos Nat Mur Nat Phos	リン酸カルシウム 塩化ナトリウム リン酸ナトリウム
骨形成の不足	Calc Flour Calc Phos Kali Phos Mag Phos Nat Mur Silica	フッ化カルシウム リン酸カルシウム リン酸カリウム リン酸マグネシウム 塩化ナトリウム シリカ
骨折しやすい	Calc Flour Silica	フッ化カルシウム シリカ

疾患、不調	ミネラル	
骨粗鬆症 (このコンビネーションの ジェルかクリームジェル を患部に塗るのもよい)	Calc Flour Calc Phos Ferr Phos Kali Phos Mag Phos Nat Phos Nat Mur Silica Kali Iod Calc Carb	フッ化カルシウム リン酸カルシウム リン酸鉄 リン酸カリウム リン酸マグネシウム リン酸ナトリウム 塩化ナトリウム シリカ ヨウ化カリウム 炭酸カルシウム
子供：歯の生え変わり	56ページ参照	
子供の歯の生え変わり期の痛み	56ページ参照	
子供の病気：第一段階 (体内組織が病気と たたかっている時期)	Ferr Phos	リン酸鉄
子供の病気：第二段階 (病気が慢性化する 危険性があるとき)	Kali Mur	塩化カリウム
子供の病気：第三段階 (病気が慢性化したとき)	Kali Sulph Nat Sulph	硫酸カリウム 硫酸ナトリウム
子供の貧血症	Calc Phos	リン酸カルシウム
こぶ (打撲などによる)	Ferr Phos	リン酸鉄
こむら返り	「けいれん」参照	
さ 坐骨神経痛	95、96ページ参照	
し 痔：切れ痔の後	87ページ参照	
痣、痣がよくできる (このコンビネーションは ジェルまたはクリームジェル としても用いることもできます)	Calc Flour Kali Phos Nat Mur Silica	フッ化カルシウム リン酸カリウム 塩化ナトリウム シリカ
試験の緊張	Mag Phos	リン酸マグネシウム
時差ぼけ	78ページ参照	
時差ぼけ対策	78ページ参照	
舌：ひび割れた、ざらざらしている	Calc Flour	フッ化カルシウム
耳痛	Ferr Phos	リン酸鉄

疾患、不調	ミネラル	
歯痛	Ferr Phos Kali Phos Kali Sulph Mag Phos Nat Mur	リン酸鉄 リン酸カリウム 硫酸カリウム リン酸マグネシウム（ホット7） 塩化ナトリウム
湿疹、発疹 （このコンビネーションの ジェルかクリームジェル を患部に塗るのもよい）	Calc Phos Ferr Phos Kali Phos Kali Sulph Nat Mur Nat Sulph	リン酸カルシウム リン酸鉄 リン酸カリウム 硫酸カリウム 塩化ナトリウム 硫酸ナトリウム
しもやけ、あかぎれ （このコンビネーションの ジェルかクリームジェル を患部に塗るのもよい）	Ferr Phos Kali Phos Nat Sulph	リン酸鉄 リン酸カリウム 硫酸ナトリウム
斜視（治療の補助に）	Calc Phos Kali Phos Mag Phos Nat Mur Nat Phos	リン酸カルシウム リン酸カリウム リン酸マグネシウム 塩化ナトリウム リン酸ナトリウム
しゃっくり	Mag Phos	リン酸マグネシウム（ホット7）
重病にかかった後、 皮膚が鱗のようにはがれる	Kali Sulph	硫酸カリウム
手術：準備	Calc Phos Kali Phos Nat Mur Silica Calc Carb	リン酸カルシウム リン酸カリウム 塩化ナトリウム シリカ 炭酸カルシウム
出血	Ferr Phos	リン酸鉄
出血：鼻	「鼻血」を参照	

疾患、不調	ミネラル	
出産：準備	Calc Flour	フッ化カルシウム
	Calc Phos	リン酸カルシウム
	Ferr Phos	リン酸鉄
	Kali Mur	塩化カリウム
	Kali Phos	リン酸カリウム
	Kali Sulph	硫酸カリウム
	Mag Phos	リン酸マグネシウム
	Nat Mur	塩化ナトリウム
	Nat Sulph	硫酸ナトリウム
	Silica	シリカ
授　乳	Kali Mur	塩化カリウム
	Nat Mur	塩化ナトリウム
授乳期の乳の出をよくする	Kali Mur	塩化カリウム
	Nat Mur	塩化ナトリウム
消化機能減退：酸味のある食事の後	Nat Phos	リン酸ナトリウム
消化機能減退：神経過敏による	Mag Phos	リン酸マグネシウム（ホット7）
消化機能減退：慢性	Nat Mur	塩化ナトリウム
	Silica	シリカ
消化不良	100、101ページ参照	
浄化療法	49ページ参照	
踵骨棘	Calc Phos	リン酸カルシウム
	Ferr Phos	リン酸鉄
静脈の不調	75ページ参照	
静脈瘤	75、87ページ参照	
食後の飽食感	Kali Sulph	硫酸カリウム
食欲過多にもかかわらず体重が減る	Calc Sulph	硫酸カルシウム
	Lithium Mur	塩化リチウム
食欲がない	88ページ参照	
しわ：若返りのために	Silica	シリカ
しわがれ声	Ferr Phos	リン酸鉄
	Kali Mur	塩化カリウム
	Kali Iod	ヨウ化カリウム
しわ対策	Silica	シリカ

疾患、不調	ミネラル	
神経質、いらいら	Mag Phos Kali Brom Kali Iod	リン酸マグネシウム（ホット7） 臭化カリウム ヨウ化カリウム
神経性疲労	Calc Phos Kali Phos Silica	リン酸カルシウム リン酸カリウム シリカ
神経性皮膚炎 （このコンビネーションの ジェルかクリームジェル を患部に塗るのもよい）	Calc Phos Kali Mur Kali Sulph Nat Mur Nat Phos Nat Sulph Calc Sulph Ars Iod	リン酸カルシウム 塩化カリウム 硫酸カリウム 塩化ナトリウム リン酸ナトリウム 硫酸ナトリウム 硫酸カルシウム ヨウ化ヒ素
新陳代謝：不活発	Nat Bicarb	炭酸水素ナトリウム
陣痛	Mag Phos	リン酸マグネシウム（ホット7）
腎の痛み…病院へ！	Ferr Phos Nat Mur Nat Phos	リン酸鉄 塩化ナトリウム リン酸ナトリウム
じんましん	Ferr Phos Kali Mur Mag Phos Nat Sulph	リン酸鉄 塩化カリウム リン酸マグネシウム 硫酸ナトリウム
す 水疱：歩きすぎによる	85、86ページ参照	
水疱：水っぽい色、かゆい	Nat Sulph	硫酸ナトリウム
頭痛：首筋から痛む	Calc Phos	リン酸カルシウム
頭痛：原因を取り除く	医師の診察が必要	
頭痛：ずきずきする	Ferr Phos	リン酸鉄
頭痛：鈍痛	Nat Sulph	硫酸ナトリウム
頭痛：脈打つような痛み	Ferr Phos	リン酸鉄
頭痛：偏頭痛	Mag Phos	リン酸マグネシウム（ホット7）
ストレス	99ページ参照	
せ 成長の問題	52、89ページ参照	
生理不順	「月経障害」参照	

疾患、不調	ミネラル	
咳：乾性咳、空咳	Nat Mur	塩化ナトリウム
咳：粘液性（とくに軟膏がよい）	Kali Mur	塩化カリウム
咳：激しく咳き込む（軟膏でもよい）	Calc Phos	リン酸カルシウム
咳の発作：朝	Kali Mur Nat Mur Kali Alumina Sulph	塩化カリウム 塩化ナトリウム 硫酸アルミニウムカリウム
舌苔：黄茶けている	Kali Sulph	硫酸カリウム
舌苔：黄緑色	Nat Sulph	硫酸ナトリウム
舌苔：白っぽい	Kali Mur	塩化カリウム
舌苔：透明の小胞	Nat Mur	塩化ナトリウム
腺が腫れる	Kali Mur	塩化カリウム
喘息	96ページ参照	
疝痛（刺すような痛み）	Mag Phos	リン酸マグネシウム
た　体臭：酸っぱいにおい	Nat Phos	リン酸ナトリウム
太陽アレルギー	74、75ページ参照	
た　こ（ジェルかクリームジェルでも）	Calc Flour	フッ化カルシウム
胆汁酸の多い大便（緑色）	Nat Sulph	硫酸ナトリウム
単純ヘルペス（このコンビネーションのジェルかクリームジェルを患部に塗るのもよい）	Ferr Phos Nat Mur Nat Sulph Silica	リン酸鉄 塩化ナトリウム 硫酸ナトリウム シリカ
胆　石	Ferr Phos Mag Phos Nat Phos Nat Sulph	リン酸鉄 リン酸マグネシウム リン酸ナトリウム 硫酸ナトリウム
胆石によるするどい痛み	Mag Phos	リン酸マグネシウム（ホット7）
胆嚢炎	Ferr Phos Nat Sulph	リン酸鉄 硫酸ナトリウム
ち　膣：乾燥、かゆい	Nat Mur	塩化ナトリウム
チック	Silica	シリカ

症状別ミネラル一覧

疾患、不調	ミネラル	
中耳炎	Ferr Phos Nat Phos Nat Sulph	リン酸鉄 リン酸ナトリウム 硫酸ナトリウム
腸カタル	「下痢」を参照	
腸カタル：痙攣を伴う	Cuprum Ars	ヒ酸銅
腸にガスがたまって刺し込む痛みがある	Mag Phos	リン酸マグネシウム（ホット7）
腸にガスがたまる （おならが臭い）	Nat Sulph	硫酸ナトリウム
つ　椎間板の障害	Calc Flour Ferr Phos Nat Mur Nat Phos Silica	フッ化カルシウム リン酸鉄 塩化ナトリウム リン酸ナトリウム シリカ
痛　風	95ページ参照	
爪：曲がりやすい、柔らかすぎる、裂けやすい	Calc Flour	フッ化カルシウム
爪：割れやすい	Silica	シリカ
爪の膿瘍 （このコンビネーションはジェルまたはクリームジェルとしても用いることもできます）	Ferr Phos Nat Phos Silica Calc Sulph	リン酸鉄 リン酸ナトリウム シリカ 硫酸カルシウム
ツメ水虫（爪白癬） （このコンビネーションはジェルまたはクリームジェルとしても用いることもできます）	Ferr Phos Kali Phos Nat Mur Nat Sulph	リン酸鉄 リン酸カリウム 塩化ナトリウム 硫酸ナトリウム
て　手：ひび、あかぎれ （ジェルかクリームジェルで）	Calc Flour	フッ化カルシウム
手足がむくんでいるような感覚	Nat Sulph Mangan Sulph	硫酸ナトリウム 硫酸マンガン
手足がむずむずしたり、感覚が麻痺したりする	Calc Phos	リン酸カルシウム
手足の冷え	Nat Mur	塩化ナトリウム
手足のむくみ	Nat Sulph	硫酸ナトリウム
低血圧	Nat Phos	リン酸ナトリウム

疾患、不調	ミネラル	
抵抗力が落ちている	Ferr Phos Kali Mur Kali Phos Kali Sulph Nat Mur Nat Sulph	リン酸鉄 塩化カリウム リン酸カリウム 硫酸カリウム 塩化ナトリウム 硫酸ナトリウム
抵抗力をつける	91、92ページ参照	
テニス肘 （このコンビネーションは ジェルまたはクリームジェル としても用いることもできます）	Calc Flour Calc Phos Ferr Phos Nat Mur Nat Phos Silica	フッ化カルシウム リン酸カルシウム リン酸鉄 塩化ナトリウム リン酸ナトリウム シリカ
と 動悸：夜間や目覚めてすぐ	Calc Phos	リン酸カルシウム
凍傷	「しもやけ、あかぎれ」参照	
糖尿病（治療の補助として）	Kali Sulph Nat Sulph	硫酸カリウム 硫酸ナトリウム
頭部膿痂疹	Calc Phos Kali Sulph Nat Mur	リン酸カルシウム 硫酸カリウム 塩化ナトリウム
動脈硬化（症）	Calc Flour Nat Phos Silica	フッ化カルシウム リン酸ナトリウム シリカ
床ずれ	Ferr Phos	リン酸鉄
突発性難聴	Ferr Phos	リン酸鉄
な 内出血	Ferr Phos Silica	リン酸鉄 シリカ
夏インフルエンザ	79ページ参照	
難聴：軽度	Kali Mur	塩化カリウム
に においに敏感すぎる	Calc Flour Nat Mur	フッ化カルシウム 塩化ナトリウム
にきび （このコンビネーションの ジェルかクリームジェル を患部に塗るのもよい）	89ページ参照	

疾患、不調	ミネラル	
乳児：腹部の痙攣 （このコンビネーションは湿布、 ジェルまたはクリームジェル としても用いることもできます）	Calc Phos Mag Phos Nat Sulph	リン酸カルシウム リン酸マグネシウム 硫酸ナトリウム
乳児脂漏性湿疹 （このコンビネーションは ジェルまたはクリームジェル としても用いることもできます）	Calc Phos Nat Mur Nat Phos	リン酸カルシウム 塩化ナトリウム リン酸ナトリウム
乳頭：すりむけた	Ferr Phos	リン酸鉄
尿が少ない	Nat Mur Nat Sulph	塩化ナトリウム 硫酸ナトリウム
尿酸が増えた	Nat Phos	リン酸ナトリウム
尿の量が増えた	Nat Mur Calc Carb	塩化ナトリウム 炭酸カルシウム
尿路の炎症	Ferr Phos Nat Mur Nat Phos	リン酸鉄 塩化ナトリウム リン酸ナトリウム
妊娠期	53、54ページ参照	
ぬ 抜け毛	91ページ参照	
ね 粘液膿の炎症	Ferr Phos Kali Mur Nat Mur Nat Sulph Silica	リン酸鉄 塩化カリウム 塩化ナトリウム 硫酸ナトリウム シリカ
ねんざ	「けが」参照	
の 脳しんとう （医者の診察を受けること！）	Ferr Phos Kali Phos MagPhos Nat Sulph	リン酸鉄 リン酸カリウム リン酸マグネシウム 硫酸ナトリウム
膿瘍、おでき、フルンケル （このコンビネーションの ジェルかクリームジェル を患部に塗るのもよい）	Nat Phos Silica Calc Sulph	リン酸ナトリウム シリカ 硫酸カルシウム
膿瘍の予防	Nat Phos	リン酸ナトリウム
喉がひりひり痛む	Nat Mur	塩化ナトリウム

疾患、不調	ミネラル	
のどの渇き：感じすぎる	Nat Mur Kali Ars	塩化ナトリウム 亜ヒ酸カリウム
のどの渇き：感じない	Nat Mur	塩化ナトリウム
喉の疾患	「しわがれ声」「咳」「喉頭炎」を参照	
喉のつっかえ感	Mag Phos	リン酸マグネシウム（ホット7）
のぼせ	Ferr Phos Mag Phos Nat Mur Kali Iod	リン酸鉄 リン酸マグネシウム（ホット7） 塩化ナトリウム ヨウ化カリウム
は 歯茎の減退	Kali Phos	リン酸カリウム
歯茎の腫れ	Ferr Phos Kali Mur Kali Phos Kali Sulph	リン酸鉄 塩化カリウム リン酸カリウム 硫酸カリウム
白内障（灰色）	Calc Flour Nat Mur Silica	フッ化カルシウム 塩化ナトリウム シリカ
発育の遅れ	89ページ参照	
発熱：38.8℃以下	Ferr Phos	リン酸鉄
発熱：38.8℃以上	Kali Phos	リン酸カリウム
発熱：日焼けと下痢を伴う	Ferr Phos	リン酸鉄
発熱：旅行のストレスによる	Calc Phos Ferr Phos	リン酸カルシウム リン酸鉄
発熱時に寒けがする	Ferr Phos Nat Mur	リン酸鉄 塩化ナトリウム
鼻かぜ：全般（このほかは 分泌物の色に注目）	Nat Mur Ferr Phos	塩化ナトリウム リン酸鉄
鼻　血	Calc Phos Kali Mur Nat Mur	リン酸カルシウム 塩化カリウム 塩化ナトリウム
春のけだるさ	49ページ参照	
腫れ、むくみ：足、手、指のむくみ	Nat Sulph	硫酸ナトリウム

症状別ミネラル一覧

疾患、不調	ミネラル	
ひ PMS（月経前症候群）	Calc Phos Ferr Phos Kali Mur Kali Phos Mag Phos Nat Phos Silica	リン酸カルシウム リン酸鉄 塩化カリウム リン酸カリウム リン酸マグネシウム リン酸ナトリウム シリカ
冷え性	Calc Phos Nat Bicarb	リン酸カルシウム 炭酸水素ナトリウム
膝の炎症：リューマチ	Ferr Phos Nat Phos Calc Carb Nat Bicarb	リン酸鉄 リン酸ナトリウム 炭酸カルシウム 炭酸水素ナトリウム
膝の腫れ物	Ferr Phos Kali Mur Nat Mur Nat Sulph	リン酸鉄 塩化カリウム 塩化ナトリウム 硫酸ナトリウム
ひび、あかぎれ （このコンビネーションは ジェルまたはクリームジェル としても用いることもできます）	Calc Flour Ferr Phos	フッ化カルシウム リン酸鉄
皮膚：脂分が少ない、 つっぱっている （ジェルかクリームジェル）	Nat Phos	リン酸ナトリウム
皮膚：角質のケア （ジェルかクリームジェル）	Calc Flour	フッ化カルシウム
皮膚：乾燥、かさかさ	Nat Phos Nat Bicarb	リン酸ナトリウム 炭酸水素ナトリウム
皮膚：乾燥する （クリームジェルかジェルで）	Nat Mur	塩化ナトリウム
皮膚：黄色や茶色のしみ	Kali Sulph	硫酸カリウム
皮膚：にきび	Ferr Phos Kali Mur Nat Phos	リン酸鉄 塩化カリウム リン酸ナトリウム
皮膚：ひびわれ （ジェルかクリームジェル）	Calc Flour	フッ化カルシウム

疾患、不調	ミネラル	
皮膚のかゆみ	Kali Sulph Mag Phos Nat Sulph	硫酸カリウム リン酸マグネシウム(ホット7) 硫酸ナトリウム
皮膚のトラブル	89ページ参照	
日焼け	74ページ参照	
病気の回復期一般、再生	Kali Phos Nat Mur	リン酸カリウム 塩化ナトリウム
病気の回復期、再生	47ページ参照	
病後や産後など、体に大きな負担がかかった後の回復期	Calc Flour Calc Phos Ferr Phos Kali Mur Kali Phos Kali Sulph Mag Phos Nat Mur Nat Phos Nat Sulph Silica Calc Sulph	フッ化カルシウム リン酸カルシウム リン酸鉄 塩化カリウム リン酸カリウム 硫酸カリウム リン酸マグネシウム 塩化ナトリウム リン酸ナトリウム 硫酸ナトリウム シリカ 硫化カルシウム
疲労	Mangan Sulph	硫酸マンガン
広場恐怖症	Kali Phos	リン酸カリウム
貧血	Calc Phos Ferr Phos Mangan Sulph	リン酸カルシウム リン酸鉄 硫酸マンガン
貧血症	「貧血」を参照	
ふ 吹き出物:化膿している	Nat Phos Silica Calc Sulph	リン酸ナトリウム シリカ 硫酸カルシウム
腹痛 (医師の診察を受けてください!)	Ferr Phos	リン酸鉄
腹痛(刺し込む痛み、疝痛)	Mag Phos	リン酸マグネシウム(ホット7)

疾患、不調	ミネラル	
副鼻腔：痛み （このコンビネーションは ジェルまたはクリームジェル としても用いることもできます）	Ferr Phos Kali Mur Kali Sulph Nat Mur Mag Phos	リン酸鉄 塩化カリウム 硫酸カリウム 塩化ナトリウム リン酸マグネシウム（ホット7）
副鼻腔：炎症	Ferr Phos	リン酸鉄
ふけ	Nat Mur	塩化ナトリウム
節々の痛み	Ferr Phos Kali Mur Nat Sulph	リン酸鉄 塩化カリウム 硫酸ナトリウム
船酔い	70ページ参照	
腐敗性口内炎	Kali Phos Nat Mur	リン酸カリウム 塩化ナトリウム
不眠	74ページ参照	
分泌物：化膿性、水っぽい	Nat Sulph	硫酸ナトリウム
分泌物：化膿性、どろっとして黄色っぽい	Nat Phos Silica Calc Sulph	リン酸ナトリウム シリカ 硫酸カルシウム
分泌物：黄土色、黄茶けた	Kali Sulph	硫酸カリウム
分泌物：刺激性がある、ひりひりする	Nat Mur	塩化ナトリウム
分泌物：白っぽい	Kali Mur	塩化カリウム
分泌物：透明	Nat Mur	塩化ナトリウム
分泌物：水っぽい、粘性	Nat Mur	塩化ナトリウム
分泌物：緑がかっている	Nat Sulph	硫酸ナトリウム
便が脂っぽくひかる	Calc Flour Nat Phos	フッ化カルシウム リン酸ナトリウム
勉強の問題、勉強する人向けのコンビネーション	68、69ページ参照	
偏頭痛：初期	Mag Phos	リン酸マグネシウム（ホット7）
扁桃炎	Ferr Phos Kali Mur	リン酸鉄 塩化カリウム

疾患、不調	ミネラル	
扁桃腺炎	Ferr Phos Mag Phos Nat Phos	リン酸鉄 リン酸マグネシウム リン酸ナトリウム
便秘	101、102ページ参照	
ほ 膀胱：過敏膀胱、膀胱神経症	Ferr Phos Nat Mur Nat Phos	リン酸鉄 塩化ナトリウム リン酸ナトリウム
膀胱：膀胱カタル	Ferr Phos Nat Mur Nat Phos	リン酸鉄 塩化ナトリウム リン酸ナトリウム
膀胱：膀胱の機能不全	Nat Sulph	硫酸ナトリウム
蜂巣炎（ほうそうえん）、 フレグモーネ	Calc Flour Calc Phos Nat Phos Silica Calc Sulph Nat Bicarb	フッ化カルシウム リン酸カルシウム リン酸ナトリウム シリカ 硫酸カルシウム 炭酸水素ナトリウム
発疹	「湿疹」参照	
発疹：かゆい	Kali Sulph Mag Phos Nat Sulph Kali Brom	硫酸カリウム リン酸マグネシウム 硫酸ナトリウム 臭化カリウム
ま まぶた周囲の炎症	Ferr Phos Nat Mur Nat Phos Silica	リン酸鉄 塩化ナトリウム リン酸ナトリウム シリカ
慢性の炎症	Ferr Phos Nat Phos	リン酸鉄 リン酸ナトリウム
慢性の胆汁過多（大便）	Nat Sulph	硫酸ナトリウム
慢性の中耳炎	Ferr Phos Nat Phos Silica Calc Sulph	リン酸鉄 リン酸ナトリウム シリカ 硫酸カルシウム
慢性の粘膜カタル	Kali Mur Kali Sulph Nat Mur	塩化カリウム 硫酸カリウム 塩化ナトリウム

疾患、不調	ミネラル	
み 味覚：にがい	Nat Sulph	硫酸ナトリウム
味覚：にぶい	Nat Mur	塩化ナトリウム
味覚障害（味がしない）	Nat Mur	塩化ナトリウム
水洟	「鼻かぜ」参照	
水疱瘡、水痘	Calc Phos Ferr Phos Kali Mur Kali Sulph	リン酸カルシウム リン酸鉄 塩化カリウム 硫酸カリウム
水虫 （このコンビネーションのジェルかクリームジェルを患部に塗るのもよい）	Ferr Phos Kali Phos Nat Mur Nat Sulph Silica	リン酸鉄 リン酸カリウム 塩化ナトリウム 硫酸ナトリウム シリカ
耳が聞こえにくい	90ページ参照	
耳だれ、耳漏：黄緑色	Nat Sulph	硫酸ナトリウム
耳だれ、耳漏：白っぽい	Kali Mur	塩化カリウム
耳だれ、耳漏：茶黄色	Kali Sulph	硫酸カリウム
耳だれ、耳漏：膿状	Nat Phos Silica Calc Sulph	リン酸ナトリウム シリカ 硫酸カルシウム
耳鳴り	Calc Phos Ferr Phos Mag Phos Nat Phos Silica	リン酸カルシウム リン酸鉄 リン酸マグネシウム リン酸ナトリウム シリカ
耳の圧迫感	Nat Sulph	硫酸ナトリウム
む 無気力	Kali Phos	リン酸カリウム
虫刺され （このコンビネーションは、はじめは粥状に溶いたもの、後はジェルまたはクリームジェルを塗る）	Calc Phos Ferr Phos Nat Mur	リン酸カルシウム リン酸鉄 塩化ナトリウム
虫歯：予防	Calc Flour Calc Phos Mag Phos	フッ化カルシウム リン酸カルシウム リン酸マグネシウム
胸焼け、酸っぱいげっぷが出る	Nat Phos	リン酸ナトリウム

疾患、不調	ミネラル	
胸焼け （喉の痛みと区別すること）	Nat Phos	リン酸ナトリウム
め 目：乾燥、涙目	Nat Mur	塩化ナトリウム
目：グレーのもやがかかる	Nat Mur	塩化ナトリウム
目：結膜炎	59ページ参照	
目：弱視	Kali Phos Nat Mur	リン酸カリウム 塩化ナトリウム
目：麦粒腫、ものもらい、眼瞼炎	Ferr Phos Kali Mur Nat Phos Silica	リン酸鉄 塩化カリウム リン酸ナトリウム シリカ
目：光に過敏	Ferr Phos Nat Mur Nat Phos Silica	リン酸鉄 塩化ナトリウム リン酸ナトリウム シリカ
目：光に敏感	Silica	シリカ
目：火花のようなものが見える	Mag Phos Nat Phos Nat Sulph	リン酸マグネシウム リン酸ナトリウム 硫酸ナトリウム
目：複視、二重視	Mag Phos	リン酸マグネシウム
目：眼がちかちかする	Kali Phos Mag Phos	リン酸カリウム リン酸マグネシウム
目：涙管のカタル	Ferr Phos Kali Mur Kali Sulph Silica	リン酸鉄 塩化カリウム 硫酸カリウム シリカ
めまい、立ちくらみ	Ferr Phos Kali Phos Mag Phos Silica	リン酸鉄 リン酸カリウム リン酸マグネシウム（ホット7） シリカ
免疫強化	91、92ページ参照	
も 盲腸炎 （医師の診察を受けること！）	Ferr Phos Kali Mur Nat Mur	リン酸鉄 塩化カリウム 塩化ナトリウム
ものもらい、麦粒腫	「目」参照	

疾患、不調	ミネラル	
や 火　傷 （このコンビネーションは、粥状に溶いたものから始めて、その後ジェルまたはクリームジェルとしても用いることができます）	Ferr Phos Nat Mur	リン酸鉄 塩化ナトリウム
火傷による水疱	99、100ページ参照	
やせる、やつれる （医師の診察を受けること）	Calc Phos Kali Phos Nat Mur Silica Kali Ars	リン酸カルシウム リン酸カリウム 塩化ナトリウム シリカ 亜ヒ酸カリウム
夜尿症	87ページ参照	
よ 幼児の傷 （このコンビネーションはジェルまたはクリームジェルとしても用いることもできます）	Ferr Phos Nat Mur Nat Phos	リン酸鉄 塩化ナトリウム リン酸ナトリウム
腰　痛 （このコンビネーションはジェルかクリームジェルとして用いてもよい）	Calc Flour Calc Phos Nat Mur Nat Phos Silica	フッ化カルシウム リン酸カルシウム 塩化ナトリウム リン酸ナトリウム シリカ
予防接種、ワクチン接種の後	「解毒、浄化：予防接種後」参照	
り 離　乳	Nat Sulph	硫酸ナトリウム
離乳期の母親の胸痛	Nat Mur Calc Phos Kali Mur Nat Mur	塩化ナトリウム リン酸カルシウム 塩化カリウム 塩化ナトリウム
離乳期の乳腺炎 （このコンビネーションのジェルかクリームジェルを患部に塗るのもよい）	Calc Flour Ferr Phos Kali Mur Kali Phos Nat Mur Silica	フッ化カルシウム リン酸鉄 塩化カリウム リン酸カリウム 塩化ナトリウム シリカ

疾患、不調	ミネラル	
流行性感冒症	Ferr Phos Kali Mur Kali Phos Kali Sulph Nat Mur Nat Sulph	リン酸鉄 塩化カリウム リン酸カリウム 硫酸カリウム 塩化ナトリウム 硫酸ナトリウム
流行性耳下腺炎	「おたふくかぜ」参照	
リューマチ	95ページ参照	
旅行中のトラブル	70ページ参照	
リンパ腺：硬化 （ジェルまたはクリームジェル）	Calc Flour	フッ化カルシウム
リンパ腺の疾患	Kali Mur Nat Phos Nat Sulph	塩化カリウム リン酸ナトリウム 硫酸ナトリウム

執筆者・参考文献

トーマス・ファイヒティンガー（Thomas Feichtinger）

1946年ザルツブルク生まれ。教師をしていたが、1983年に発症した重い病気のため、1990年早期退職。数年間の闘病生活の末、特にシュスラー博士の組織塩（シュスラー塩）の助けを借りて回復し、再び働けるようになった。その後、シュスラー塩についての学問の課程と、これと密接に関係のあるクルト・ヒッケティーアによる顔分析のほか、ゲシュタルト療法の専門教育を修了し、ヴィクトール・フランクルによる実存分析とロゴセラピーのライフカウンセラーになるための教育を受ける。現在は成人教育と個別カウンセリングに従事。国内外での講演活動、シュスラー博士のバイオケミカル療法と顔分析の人材育成にも携わる。「シュスラー博士のバイオケミカル療法と顔分析協会」会長。

電話　0043 / (0) 664/ 2563295 / E-mail Thomas.f@sbg.at

ズザーナ・ニーダン＝ファイヒティンガー
（Mag. pharm. Susana Niedan - Feichtinger）

1953年ブエノスアイレス生まれ。1971年から1976年、ウィーン大学で薬学を専攻し、現在はツェル・アム・ゼーのアートラー薬局とアートラー薬品のオーナー。バッチ博士のフラワーエッセンス、ホメオパシー、またその他の自然療法に取り組んでいる。彼女がシュスラー博士による療法においてミネラルを使った特別なクリームジェル、ジェル、軟膏などを開発することで、この療法に新たな評価が加わることになった。彼女の目標は、この療法が医療の分野で独自の療法としての地位を確立し、処方箋を通じての販売を普及させることである。

本書で取り上げられているすべてのレメディーの入手方法についての質問
URL http://www.schuessler-mineralstoffe.at
E-mail adler-apotheke@schuessler-mineralstoffe.at

● 参考文献

Der Säure-Basen-Haushalt / Die Biochemie nach Dr. Schüßler
Die F.X. Mayr-Kur / Die Haysche Trennkost

日本語版監修：田口 郷子（たぐち きょうこ）
英国The College of Naruropathic Medicineにてナチュロパシー（自然療法）とホメオパシーを修得。ANP認定ナチュロパス、英国バッチ財団登録プラクティショナー、LCICI認定プラクティショナー、IFTA花セラピスト。ロンドンで個人コンサルテーションやワークショップの主宰・講師を務め、現在は東京を拠点に活動中。『ホメオパシーバイブル』『ホリスティック家庭の医学療法』『自然療法ハンドブック』（いずれもガイアブックス）の翻訳監修。

翻 訳 者：福原 美穂子（ふくはら みほこ）
学習院大学大学院博士後期課程単位取得修了。共著書に『ドイツ語レベルアップトレーニング』（三修社）、編訳書に『ドイツ語の基本 文法と練習』（三修社）がある。また「NHKラジオ まいにちドイツ語」（日本放送協会出版）連載のエッセイ翻訳と語注を担当。

Original German edition:
Thomas Feichtinger/Susana Niedan-Feichtinger
Gesund durchs Jahr mit Schußler-Salzen, 2/e
©2001 Karl F. Haug Verlag in MVH Medizinverlage Heidelberg GmbH & Co.KG, Germany
©2002 Karl F. Haug Verlag in MVS Medizinverlage Stuttgart GmbH & Co. KG, Germany

designed by Pressfoto/
designed by Freestockcenter/
designed by Onlyyouqj /
designed by Victor217 - Freepik.com

ガイアブックスは
地球(ガイア)の自然環境を守ると同時に
心と体内の自然を保つべく
"ナチュラルライフ"を提唱していきます。

Gesund durchs Jahr mit Schüßler-Salzen
シュスラー ティッシュソルトで
体内ミネラルのバランスを整える

発　　　行	2016年10月25日	
発 行 者	吉田　初音	
発 行 所	株式会社 ガイアブックス	
	〒107-0052 東京都港区赤坂1丁目1番地 細川ビル2F	
	TEL.03(3585)2214　FAX.03(3585)1090	
	http://www.gaiajapan.co.jp	
印　　　刷	モリモト印刷株式会社	

Copyright GAIABOOKS INC. JAPAN2016
ISBN978-4-88282-974-4 C2047

落丁本・乱丁本はお取り替えいたします。
本書を許可なく複製することは、かたくお断わりします。